跟师录

——国医名师周耀庭临证实录

李 明 编著

周耀庭 主审

中国中医药出版社

·北京·

图书在版编目（CIP）数据

跟师录：国医名师周耀庭临证实录 / 李明编著. — 北京：中国中医药出版社，2015.12

ISBN 978－7－5132－2914－2

Ⅰ.①跟… Ⅱ.①李… Ⅲ.①中医学－临床医学－经验－中国－现代 Ⅳ.①R249.7

中国版本图书馆CIP数据核字（2015）第267128号

中国中医药出版社出版
北京市朝阳区北三环东路28号易亨大厦16层
邮政编码 100013
传真 010 64405750
三河市西华印务有限公司印刷
各地新华书店经销
＊
开本 880×1230 1/32 印张10.5 字数177千字
2015 年 12 月第 1 版　2015 年12月第 1 次印刷
书号　ISBN 978－7－5132－2914－2
＊
定价 29.00元
网址 www.cptcm.com

序言

中医经历了数千年的发展，形成了我国所特有的、内容极其丰富的医学。从它的产生以及发展的历史，可以清楚地看到，其形成与发展离不开临床实践。换言之，中医从实践中产生，从实践中提高，从实践中发展。所以有人将中医称为"实践医学"。因此，我们今天要学习中医，也丝毫不能离开临床实践。李明副教授自 2008 年到 2011 年从师于我，研究总结我的中医和中西医结合临证经验。在整个继承学习中，除了适当授课以外，将重点放在临床实践上，在实践中学，在实践中体会，在实践中提高。李明以其较深厚的中医理论基础，认真的学习研究精神，对我的临床经验及心得体会，加以精心挖掘与总结。本书的撰写，正反映了理论密切联系实际这一学习研究中医的总原则。她从我的众多的临床实例中，选择一部分具有代表性的，临床资料较全的病例，对其整个辨证治疗过程，加以忠实而系统地记录与归纳。本书撰写的特点是：忠实地记录了每一病例的病史，以及整个治疗过程，而且对每一病例的辨证依据、治疗原理以及经验要点、特殊体会等，以继承人体会及导师评语的形式进行表述，使得每一案例的记述，做到理法方药浑然一体。本书语言明快，概念清晰，不失为一部重要临床参考书。

周耀庭

于北京

2015 年 5 月

前言

　　中医学是一门实践性很强的科学，以经验医学著称。由于中医药的特殊性，没有广泛的临床、没有名师指点很难体会到中医理论的深奥微妙。

　　2008年国家中医药管理局为了继承整理老中医药专家的学术经验和技术专长，为他们选配继承人，我有幸成为国家级名老中医周耀庭教授第四批继承人。跟师三年，侍诊案侧，亲聆教诲，受益匪浅。周老毫无保留地传授，我如饥似渴地学习。白天跟师学习，夜晚详细记录医案，及时总结体会，尽量原汁原味地将周老临证辨证的思路，立法的层次，选药的依据，配伍组方的规律，以及复诊时加减化裁的原则等，逐一记录下来。对我总结的每一例病案，周老都要仔细阅读、认真批阅，手写评语，倾注了大量的心血。病案记录、总结体会，使我对周老辨证论治的思路有了进一步的理解，周老的评语更是画龙点睛，深化了我的认识。非常感谢我尊敬的导师周耀庭教授，他广博的学识，丰富的经验，严谨的治学态度，事业上积极进取的精神对我影响深远。虽仅侍诊三载，却得悟终生受益无穷之道。我对周老师的感激之情是无法用语言表达的。在此谨向周老师致以诚挚的谢意和崇高的敬意。我在出师之后，临证辨证思路更加清晰，疗效明显提高。门诊之余，常翻看我的跟师医案，反复诵读老师的评语，每次复习均有不同的体会和收获。由此想到，如果能将我的跟师医案与他人分享，既能让更多的人受益，又能使周老几十年的临床经验得以传承，也是我作为继承人的责任和义务。于是将我的跟师病案整理成册，以飨读者。

　　本书所收录医案，尽可能详细地记录周老临证治疗过程，继承人撰写跟师体会，最后由周老进行点评。读者从中既能学到周老临证宝贵经验，更能领会周老辨治思路，对提高辨证方法、解决疑难病症的能力会有很大帮助。本书适合中医院校的在校高年级学生、实习生、毕业后的年轻医师，以及中医爱好者阅读使用。

李明

2015 年 10 月

目录

长期发热，邪伏膜原证

5岁小儿不明原因高热半年不退

初诊记录　　2008年8月8日

袁某，男，5岁。

主诉：发热半年，最高39℃。

现病史：患者半年前无明显诱因发热，体温最高39℃。曾用激素未愈。检查除血沉快以外未见异常。高热前有时恶寒，汗出后体温暂降，次日诸症重现，日日如此，反复不愈，二便如常，食欲尚好，偶有咳嗽，无痰。

舌象：舌质淡红，舌苔淡黄腻。

脉象：脉细滑。

既往史：否认传染病史。

过敏史：否认药物、食物过敏史。

体格检查：心肺（－），腹平软，肝脾（－）。

中医诊断：发热。

西医诊断：高热待查。

辨证：湿热内蕴，阻遏膜原。

治法：清利湿热，开达膜原。

用方：柴胡达原饮加减。

处方：北柴胡10g，青蒿10g，黄芩10g，枳壳6g，法半夏6g，草果6g，槟榔10g，厚朴10g，连翘

15g，茵陈 15g，橘皮 10g，竹茹 10g，生姜 2 片，茯苓 10g，滑石（包）10g。7 剂，水煎服，日 1 剂，早晚饭后半小时温服。

医嘱：忌食生冷油腻，少饮水。

【继承人按语】

体温 39℃，高热前有时恶寒，汗出后体温下降，这是比较典型的湿阻膜原型发热。舌脉显示体内有湿热，故辨证为湿热内蕴，阻遏膜原。治以清利湿热，开达膜原为法。方用柴胡达原饮配伍清利湿热药加减。

方中北柴胡、黄芩、枳壳、法半夏、草果、槟榔、厚朴为柴胡达原饮的主要组成部分，具有宣湿透达膜原之功；青蒿、连翘、茵陈、滑石、茯苓具有清化湿热的作用，与上药配伍，清利湿热，开达膜原。橘皮、竹茹、生姜为橘皮竹茹汤的重要组成，具有和胃降逆止呕之功。诸药配伍，使湿热清利，膜原开达，则体温恢复正常；脾胃升降有序，则恶心呕吐可止。

复诊记录 1 2008 年 8 月 15 日

体温略有下降，轻度恶心，手心热，退热前有汗出，大便偶尔干燥。

舌象：舌质淡红，舌苔淡黄腻。

脉象：脉细滑。

检查：扁桃体 I 度肿大。

治法：证治同前。

用方：柴胡达原饮加减。

处方：北柴胡 10g，青蒿 10g，黄芩 10g，枳壳 6g，法半夏 6g，草果 6g，槟榔 10g，厚朴 10g，连翘 15g，茵陈 15g，茯苓 10g，滑石（包）10g，藿香 10g，石菖蒲 6g，青黛（包）10g。14 剂，水煎服，日 1 剂，早晚饭后半小时温服。

医嘱：忌食生冷油腻，少饮水。

【继承人按语】

观察本次处方所用药物，是在 8 月 8 日处方的基础上，去掉橘皮、竹茹、生姜，加入藿香 10g，石菖蒲 6g，青黛（包）10g 而成。

考虑因患者恶心症状大减，故上方撤掉理气和胃降逆止呕之橘皮、竹茹、生姜。又病因属湿热为患，湿性黏腻，不易祛除，故加入藿香、石菖蒲、青黛，增强全方祛湿作用。

复诊记录 2　2008 年 8 月 29 日

体温逐渐下降，每于下午、晚上体温有所上升。自汗，余无不适。

舌象：舌质淡红，舌苔淡黄腻。

脉象：脉浮滑略数。

检查：咽不红。

治法：证治同前。

用方：柴胡达原饮加减。

处方：北柴胡 10g，青蒿 10g，黄芩 10g，生枳壳 6g，法半夏 6g，草果 6g，槟榔 10g，厚朴 10g，连翘 15g，茵陈 15g，茯苓 10g，滑石（包）10g，藿香 10g，石菖蒲 6g，青黛（包）10g，浮小麦 10g，白芍 10g。14 剂，水煎服，日 1 剂，早晚饭后半小时温服。

医嘱：忌食生冷油腻，少饮水。

【继承人按语】

观察本次处方所用药物，是在 8 月 15 日处方的基础上，加入浮小麦 10g，白芍 10g 而成。

近期患者自汗出。汗为心之液，浮小麦为甘凉之品，有清心热，益心气，养心阴，除心烦之功；白芍酸甘，有养阴敛阴之用，二药合用，则可补益气阴，收敛止汗。

复诊记录 3　2008 年 8 月 29 日

体温继续下降，近 3 天体温最高 37.1℃。汗出减，恶心，余无不适。

舌象：舌质淡红，苔淡黄腻。

脉象：脉细滑。

检查：咽不红。

治法：证治同前。

用方：柴胡达原饮加减。

处方：北柴胡 10g，青蒿 10g，黄芩 10g，枳壳 6g，法半夏 6g，草果 6g，槟榔 10g，厚朴 10g，连翘 15g，茵陈 15g，茯苓 10g，滑石（包）10g，藿香 10g，橘皮 10g，竹茹 10g。14 剂，水煎服，日 1 剂，早晚饭后半小时温服。

医嘱：忌食生冷油腻，少饮水。

【继承人按语】

汗出减提示湿热轻，故去石菖蒲、青黛（包）；汗出减则心之气阴损伤亦减，故去浮小麦、白芍。近日又有轻微恶心，再加橘皮 10g，竹茹 10g，以和胃止呕。总之，随证加减，药有进退，以求药证相符。

复诊记录 4　2008 年 9 月 26 日

1 周前因外感体温升高，伴流涕色白质稀，体温曾一度升至 38.5℃，经服退烧药后体温下降至正常。近日周身泛发少量皮疹，色淡红，无津水渗出，瘙痒。刻下偶有鼻涕，体温正常已 1 周。余无不适。

舌象：舌质淡红，舌苔淡黄腻。

脉象：脉细滑。

治法：证治同前。

用方：柴胡达原饮加减。

处方：北柴胡 10g，青蒿 10g，黄芩 10g，枳壳 6g，草果 6g，厚朴 10g，连翘 15g，茵陈 15g，茯苓

10g，滑石（包）10g，藿香10g，金银花10g，防风6g。14剂，水煎服，日1剂，早晚饭后半小时温服。

医嘱：忌食生冷油腻，少饮水。

【继承人按语】

患者体温恢复正常已1周，目前病情较平稳，故将8月29日方去掉槟榔、法半夏、橘皮、竹茹，减轻药力巩固疗效。因近日感冒未愈，故加入金银花清热解毒，清透余邪。皮疹应为湿热内蕴，外感风邪所致，故加防风，一则解表治外感，一则祛风除湿治疗皮疹。

复诊记录5　2008年10月10日

近两周体温正常，平稳。皮肤仍有少量红色皮疹外发，瘙痒。余无不适。

舌象：舌质淡红，舌苔淡黄腻。

脉象：脉细滑。

治法：证治同前。

用方：柴胡达原饮加减。

处方：北柴胡10g，青蒿10g，黄芩10g，枳壳6g，草果6g，厚朴10g，连翘15g，茵陈15g，茯苓10g，滑石（包）10g，藿香10g，金银花10g，防风6g，赤芍10g，丹皮10g，白鲜皮10g，地肤子10g，槟榔6g，赤小豆10g。14剂，水煎服，日1剂，早晚饭后半小时温服。

医嘱：忌食生冷油腻，少饮水。

【继承人按语】

本次处方为 9 月 26 日方加入赤芍 10g，丹皮 10g，白鲜皮 10g，地肤子 10g，槟榔 6g，赤小豆 10g 而成。

患者皮肤红疹仍有外发，瘙痒较重，故上方加入赤芍、丹皮、白鲜皮、地肤子、槟榔、赤小豆，与原方中防风配伍，共同起到疏风解表，清热祛湿，凉血活血之功，用以治疗皮肤痒疹。其中槟榔还可破气消积祛湿，与方中药物配伍，增强开达膜原的作用。

复诊记录 6　2008 年 10 月 24 日

体温正常。皮疹大部分消退，已无瘙痒感，无新疹外发。食欲尚可，鼻塞，大便正常。余无不适。

舌象：舌质淡红，舌苔淡黄腻。

脉象：脉滑略数。

治法：证治同前。

用方：柴胡达原饮加减。

处方：同 10 月 10 日。14 剂，水煎服，日 1 剂，早晚温服。

医嘱：忌食生冷油腻，少饮水。

【继承人按语】

病情稳定，效不更方，巩固疗效，继服 14 剂。

复诊记录7　2008年11月7日

体温正常。皮疹已结痂,不痒。纳食尚可,饮水一般,二便正常。余无不适。

舌象:舌尖红,苔根部淡黄腻。

脉象:脉滑略数。

治法:证治同前。

用方:柴胡达原饮加减。

处方:北柴胡10g,青蒿10g,黄芩10g,枳壳6g,草果6g,厚朴10g,连翘15g,茵陈15g,茯苓10g,滑石(包)10g,藿香10g,金银花10g,防风6g,赤芍10g,丹皮10g,白鲜皮10g,地肤子10g,槟榔6g,赤小豆10g,生薏苡仁10g,野菊花10g。14剂,水煎服,日1剂,早晚饭后半小时温服。

医嘱:忌食生冷油腻,少饮水。

【继承人按语】

前方加入生薏苡仁10g,野菊花10g。为巩固皮疹疗效,方中加入生薏苡仁、野菊花祛湿解毒。

【继承人再按】

患者体温虽然平稳,但舌质已从淡红变为舌尖红,舌苔虽仍为淡黄腻,但厚度有所增加,脉象滑而略数。从舌脉上看,患者体内湿热似有增加的趋势。故应加强处方祛除湿热之力。故此次处方在10月10日的基础上，加入生薏苡仁健脾祛湿，野菊花清热解毒，二药合用既可加强处方清热祛湿之功，又是周老临床治疗皮疹常用药物组合。

复诊记录8　2008年11月21日

体温正常。皮疹已退，不痒。2周前感冒，现鼻塞，纳可，无咳嗽，大便日1行。余无不适。

舌象：舌尖红，苔淡黄腻。

脉象：脉细滑。

检查：咽微红。

治法：证治同前。

用方：柴胡达原饮加减。

处方：北柴胡10g，青蒿10g，黄芩10g，枳壳6g，草果6g，薄荷5g，连翘15g，茵陈15g，茯苓10g，滑石（包）10g，藿香10g，金银花10g，防风6g，赤芍10g，丹皮10g，白鲜皮10g，地肤子10g，槟榔6g，板蓝根15g，生薏苡仁10g，野菊花10g。14剂，水煎服，日1剂，早晚饭后半小时温服。

医嘱：忌食生冷油腻，少饮水。

【继承人按语】

前方去厚朴、赤小豆，加入薄荷5g，板蓝根15g。

因患者感冒未愈，故加入薄荷，板蓝根以清热解表。

【继承人再按】

"温邪上受，首先犯肺"。咽喉为肺胃之门户，周老临证之时，望诊常望咽喉。此诊望咽喉呈微红色，提示肺胃有热，外感风邪所致，故加薄荷清热解表又利咽喉，板蓝根清热解毒又利咽消肿。厚朴祛湿开达膜原虽好，但此时恐其温燥助热，故去之不用。因病情稳定，减赤小豆以使药力集中。

复诊记录9　2008年11月6日

体温正常。皮疹已退。现鼻塞，微咳，纳食、二便正常。

舌象：舌尖红，苔淡黄腻。咽微红。

脉象：脉滑略数。

治法：证治同前。

用方：柴胡达原饮加减。

处方：北柴胡10g，黄芩10g，枳壳6g，草果6g，槟榔6g，连翘10g，茵陈15g，茯苓10g，滑石（包）10g，金银花10g，法半夏6g，桑叶10g，菊花6g，辛夷6g。14剂，水煎服，日1剂，早晚饭后半小时温服。

医嘱：忌食生冷油腻，少饮水。

【继承人按语】

患者体温正常已10周，且皮肤痒疹已经消退，故上方减去散风利湿的青蒿、薄荷、藿香、防风、赤芍、丹皮、白鲜皮、地肤子、板蓝根、生薏苡仁、槟榔、野菊花，连翘由 15g 减至 10g。因近日感冒，故加入法半夏 6g，桑叶 10g，菊花 6g，辛夷 6g，以解表利窍。

该患者高烧 39℃ 已半年，辨证为湿热内蕴，阻遏膜原。治以清利湿热，开达膜原为法。经周老选用柴胡达原饮加减治疗，体温稳步下降，服药第 7 周体温退至正常，巩固 10 周体温平稳，未复发。

老师评阅意见

此例长期发热达半年之久，遍治无效。来诊后很快获效，3 周内体温已接近正常。良好疗效的取得，仍然归功于正确的辨证与治疗。此总结能够准确地抓住辨证要点：长期发热、往来寒热、休作有时以及苔腻，由此，可排除单纯热盛的可能，并得出湿阻膜原结论。方药分析亦甚为中肯，深合我意。膜原证理论，始见于黄帝内经《素问·疟论》。但是这一宝贵理论，在很长历史时期内，没有引起人们注意与重视，直到明代吴又可首先将它应用于临床，在他的《温疫论》中提出邪伏膜原的理论，并制订了名方达原饮，贡献不小。我们在这一理论指导下，治疗长期发热，获得良好效果，并在实践充实并发展了这一理论。

周耀庭

2009 年 2 月 6 日

长期发热伤阴

初诊记录　2009年2月20日

李某，女，66岁。

主诉：低热2个月，高热1周。

现病史：患者近2个月每于午后体温逐渐升高，发热前自觉怕冷甚则寒战，发热时伴呕吐，体温最高达38℃。偶有少腹痛，无关节痛，打嗝，大便干。一周前体温逐渐攀升至40℃，遂于某医院住院治疗，体温无下降趋势。今日向医院请假，慕名找周老就诊。

舌象：舌质淡紫，舌苔淡黄厚腻。

脉象：脉弦滑略数。

既往史：慢性溃疡性结肠炎；子宫肌瘤术后；哮喘六七年。

实验室检查：CT：有结节，不除外结核、炎症、占位性病变。胸片：双肺纹理重。血沉（ESR）：55mm/h。

中医诊断：发热。

西医诊断：高热待查。

辨证：湿热内蕴，阻遏膜原，气滞血瘀。

治法：清利湿热，开达膜原，理气活血。

用方：柴胡达原饮加减。

处方：北柴胡15g，黄芩15g，枳壳10g，槟榔

10g，草果 10g，厚朴 10g，橘皮 10g，竹茹 10g，连翘 15g，茵陈 15g，金银花 15g，丹皮 10g，败酱草 20g，元胡 10g。7剂，水煎服，日1剂，早晚饭后半小时温服。

医嘱：忌食生冷油腻食物，少饮水。

【继承人按语】

患者每日午后体温逐渐攀升高达 40℃，属高热。体温升高前有寒战，高热时伴恶心呕吐。这种发热的特点符合湿阻膜原型发热类型。舌苔黄腻、脉弦滑略数表明体内有湿热。舌质淡紫表明体内有瘀血。患者既往史也支持以上分析。患者罹患慢性溃疡性结肠炎多年，该病亦多与湿邪有关；患者已行子宫肌瘤切除术，该病与气滞血瘀有关；哮喘六七年，说明体内素有水湿痰饮之邪。因此辨证为湿热内蕴，阻遏膜原，气滞血瘀。治以清利湿热，开达膜原，理气活血。

北柴胡、黄芩、枳壳、槟榔、草果、厚朴为柴胡达原饮的主要组成部分，具有清利湿热，开达膜原之功；连翘、茵陈增强清热利湿的作用；橘皮、竹茹为橘皮竹茹汤的主要药物，起到理气健脾，和胃止呕的作用；金银花、败酱草、丹皮，清热解毒排脓，治疗慢性结肠炎；元胡，理气活血，治疗少腹痛，并对应舌质淡紫之瘀象。

处方以柴胡达原饮清利湿邪，开达膜原，酌加清利湿热之品，以清利湿热，开达膜原；配伍橘皮竹茹汤降逆止呕；稍加清热解毒、活血化瘀之药，共奏清利湿热，开达膜原，理气活血之功。

复诊记录 1　2009 年 2 月 27 日

午后先恶寒，后发热，体温逐渐升高，最高达 40℃。及时服用退烧药，体温可下降至正常。不欲饮水。本周服药后纳食较前有所增加。大便正常。

舌象：舌质青紫，左半侧光滑无苔，右半侧淡黄腻苔。

脉象：脉弦细滑。

治法：证治同前。

用方：柴胡达原饮加减。

处方：北柴胡 15g，黄芩 15g，枳壳 10g，槟榔 10g，草果 10g，厚朴 10g，橘皮 10g，竹茹 10g，连翘 15g，茵陈 15g，金银花 15g，丹皮 10g，败酱草 20g，元胡 10g，鱼腥草 30g，法半夏 9g，生知母 10g，鳖甲 10g，青蒿 10g，寒水石 20g，藿香 10g。7 剂，水煎服，日 1 剂，早晚饭后半小时温服。

医嘱：忌食生冷油腻食物，少饮水。

【继承人按语】

此次处方为 2 月 20 日方的基础上加入鱼腥草 30g，法半夏 9g，生知母 10g，鳖甲 10g，青蒿 10g，寒水石 20g，藿香 10g 而成。

服药 7 剂后，患者纳食有所增加，但体温仍然居高不下。周老仔细询问病情，认为上次辨证、立法、处方、用药是非常正确的，所以决定治疗原则不改变。虽然主要临床表现、体征没有太大改变，但此次患者舌象有些特殊，左半侧光滑无苔，右半侧淡黄腻苔。周老说，右侧淡黄腻苔表明体内仍有湿热，左侧光滑无苔表明湿热已经部分化燥伤阴了。因此这次用药治疗方向，一方面要清热祛湿透邪，且药物力量要加强，另一方面要稍用一点补阴之品。

方中加入鱼腥草清热解毒，加大力度治疗结肠炎；法半夏苦温燥湿，藿香芳香化湿，二药合用，祛湿力量加强；鳖甲、青蒿透热力量加强；寒水石清热力量加强；生知母清热同时具有滋阴作用，用于治疗湿热化燥伤阴。

复诊记录 2　2009 年 3 月 11 日

上药服用 4 剂后体温即恢复正常。无明显不适。

舌象：舌质青紫，淡黄腻苔。

脉象：脉弦细滑。

治法：证治同前。

用方：柴胡达原饮加减。

处方：北柴胡 15g，黄芩 15g，枳壳 10g，槟榔 10g，草果 10g，厚朴 10g，橘皮 10g，竹茹 10g，连翘

15g，茵陈 15g，金银花 15g，丹皮 10g，败酱草 20g，元胡 10g，鱼腥草 30g，法半夏 9g，生知母 10g，鳖甲 10g，青蒿 10g，寒水石 20g，藿香 10g。14 剂，水煎服，日 1 剂，早晚饭后半小时温服。

医嘱：忌食生冷油腻食物，少饮水。

【继承人按语】

患者体温恢复正常，已办理出院手续。求方带回老家服用。予上方继服 14 剂以巩固疗效。该患者首次就诊时辨证为湿热内蕴，阻遏膜原，一般此时用药周老强调滋阴药物使用一定要慎重，用不好容易导致湿邪不易祛除。复诊时，患者舌苔有明显的剥脱、少苔，周老指出这是湿热化燥伤阴的表现，果断地在方中配伍了滋阴清热的生知母，结果服药仅 4 剂，高达 40℃的体温迅速退至正常。

老师评阅意见

此例亦为一例长期发热病例，根据其久治不愈的病史、热型特点以及参照脉舌变化，辨证中心为湿阻膜原。唯其舌淡紫以及曾患子宫肌瘤病史，与一般湿阻膜原病例有异。又湿阻膜原证因为其证乃由于湿盛所致，治疗用药一般避免应用阴柔之品，以避免碍湿之弊；惟此例舌象中心腻苔，而舌边光而无苔，乃为湿热化燥伤阴之象，因而在化湿剂中，佐以滋阴清热之品。此总结充分注意到了这一病例与一般湿阻膜原病例的异同，对病史分析、方药配伍要点剖析较为透彻，切合我的思路。

周耀庭

2009 年 3 月 16 日

免疫功能紊乱伴长期低热

初诊记录　2009 年 8 月 28 日

齐某，女，68 岁。

主诉：发热半年。

现病史：患者发热半年，体温最高 38℃，曾服感冒药、消炎药无效，也曾在某部队医院输液 7 天，亦无明显变化。体温每日上午正常，下午升高，发热 37.3℃以上则伴有肩部紧痛不适，无明显怕冷现象，平素无咳嗽、无痰，大便正常，食欲可。

舌象：舌尖红，舌苔淡黄腻。

脉象：脉弦细滑。

既往史：否认传染病史。

过敏史：否认药物、食物过敏史。

体格检查：咽不红。

实验室检查：血沉 45mm/h；C 反应蛋白稍高 0.873mg/dL（正常值小于 0.8）。

中医诊断：发热。

西医诊断：发热待查。

辨证：湿热内蕴，阻遏膜原，外感风邪。

治疗：清化湿热，开达膜原，散风通络。

用方：柴胡达原饮加减。

处方：北柴胡15g，青蒿10g，枳壳10g，黄芩15g，秦艽10g，防风6g，草果10g，槟榔10g，法半夏9g，厚朴10g，茯苓15g，茵陈15g，连翘15g，丝瓜络10g。7剂，水煎服，日1剂，早晚饭后半小时温服。

医嘱：忌食生冷，少饮水。

【继承人按语】

周老认为患者发热不是因为体内有炎症，所以虽口服、静点抗生素但体温不见好转，故不可再用。西医诊断应属免疫功能紊乱，但绝对不是免疫功能低下。

患者发热半年，体温每日可退至正常，舌苔淡黄腻满布，说明体内有湿热，阻滞在膜原。关节疼痛，表明还有外感风邪。故辨证为湿热内蕴，阻遏膜原，外感风邪。治以清化湿热，开达膜原，散风通络。

方用北柴胡、生枳壳、厚朴、槟榔、黄芩、草果开达膜原，茯苓利湿，法半夏燥湿，茵陈、连翘、青蒿清热祛湿，秦艽、丝瓜络祛风通络。北柴胡、青蒿配伍，和解少阳。全方共奏清化湿热，开达膜原，散风通络之功。

因本病由湿热所致，故嘱患者忌食生冷，少饮水，以防体内进一步生湿，加重病情。

【继承人再按】

对于此类患者，周老最常叮嘱的一句话是："忌食生冷，少饮水。"一般患者及家属普遍认为，体温升高是体内有毒热，应多饮水、多排尿，既能促使毒素加快排泄，又能带走体内部分热量，还能补充高热汗出损失的水分。但周老对此类患者总是强调要少饮水。周老认为，本病是湿邪所致，饮水过多会妨碍体内湿邪的祛除，不利于疾病的恢复；生冷之品，最易伤脾，脾虚湿胜则病情加重。

复诊记录 1　2009 年 9 月 4 日

药后体温明显下降，每日晨起体温 36.7℃，下午体温有所升高，最高体温降至 37.3℃。发热时伴有的周身疼痛亦有所缓解。余无不适。

舌象：舌质红，舌苔中部及根部白厚。

脉象：脉弦滑数。

检查：咽红。

治法：证治同前。

用方：柴胡达原饮加减。

处方：北柴胡 15g，青蒿 10g，枳壳 10g，黄芩

15g，秦艽 10g，防风 6g，草果 10g，槟榔 10g，法半夏 9g，厚朴 10g，茯苓 15g，茵陈 15g，连翘 15g，丝瓜络 10g，银柴胡 10g。14 剂，水煎服，日 1 剂，早晚饭后半小时温服。

医嘱：忌食生冷，少饮水。

【继承人按语】

服药期间，体温明显下降。7 剂药后，患者体温从最高 38℃下降到最高 37.3℃。疗效显著，说明药证相符。故治法同前。

8 月 28 日方加银柴胡 10g，加强退热之功，服 14 剂。

复诊记录 2　2009 年 9 月 18 日

体温平稳下降。第 1 周体温最高 37.3℃，有时可降到 37℃以下。第 2 周体温降至 37.1℃～37.2℃。无怕冷感觉，有时有汗。近日黎明便急，大便成形。前日双下肢疼痛，后经按摩已好转。

舌象：舌边尖红，舌苔淡黄腻。

脉象：脉浮弦滑略数。

检查：颈淋巴结无肿大。咽红。

治法：证治同前。

用方：柴胡达原饮加减。

处方：北柴胡 15g，青蒿 10g，枳壳 10g，黄芩 15g，秦艽 10g，防风 6g，草果 10g，槟榔 6g，法半夏

9g，厚朴 10g，茯苓 15g，茵陈 15g，连翘 15g，丝瓜络 10g，银柴胡 10g，苍术 10g。7 剂，水煎服，日 1 剂，早晚饭后半小时温服。

医嘱：忌食生冷，少饮水。

【继承人按语】

患者体温继续下降，已接近正常体温。患者腿疼，周老认为受风导致。证治同前。患者晨起便急，故将上方槟榔 10g 改为 6g。上方加入苍术 10g，可谓一药三用，一则燥湿健脾，祛除体内湿邪；二则燥湿缓解便急；三则祛风湿治疗关节疼痛。服 7 剂，巩固疗效。

复诊记录 3　2009 年 9 月 25 日

9 月 18 日就诊当天返家后自测体温为 37.1℃，此后体温即降至正常，一般为 36.6℃～36.8℃。现偶有小腹胀气，纳可，周身酸痛轻，大便日 1～2 行，泻时伴有腹痛。

舌象：舌尖红，根部淡黄腻苔。

脉象：脉弦滑略数。

检查：咽微红。

治法：证治同前。

用方：柴胡达原饮加减。

处方：北柴胡 15g，青蒿 10g，枳壳 10g，黄芩 15g，秦艽 10g，防风 10g，草果 10g，槟榔 6g，法半夏 9g，厚朴 10g，茯苓 15g，茵陈 15g，连翘 15g，丝瓜络 10g，银柴胡 10g，苍术 10g。14 剂，水煎服，日 1 剂，早晚饭后半小时温服。

医嘱：忌食生冷，少饮水。

【继承人按语】

患者体温退至正常已 2 周。证治同前。上方防风用量增至 10g。防风配伍方中作用有三：①散肝舒脾，治疗腹痛泄泻；②祛风胜湿止痛，治疗关节酸痛；③祛风胜湿，防止湿与热合而阻遏膜原。

复诊记录 4　2009 年 10 月 9 日

服药期间因洗澡受凉，感冒发热 37.4℃，服感冒药两天，体温即恢复正常。平素汗出不多，不咳嗽，无痰，二便可，肩部疼痛减轻。

舌象：舌质淡红，舌苔根部淡黄腻，边有剥苔。

脉象：脉弦滑略数。

检查：咽部（－）。

治法：证治同前。

用方：柴胡达原饮加减。

处方：上方继服 14 剂。

医嘱：忌食生冷，少饮水。

【继承人按语】

效不更方，继服 14 剂。以巩固疗效。

服药期间受凉感冒，虽然体温有所波动，但很快恢复正常，说明病情已平稳。但因患者患病时间较长，故需巩固一段时间，以防病情反复。

【继承人再按】

湿性黏腻，湿邪为患病情缠绵而易复发，对于湿阻膜原患者，周老常嘱咐患者，要坚持服药，巩固疗效，防止复发。

复诊记录5　2009年10月23日

体温退至正常已1个月，本周体温最高36.8℃。肩背痛较前减轻，无恶心、咳嗽等，大便正常。

舌象：舌淡红，根腻，淡黄腻苔明显减轻。

脉象：脉弦滑略数

治法：证治同前。

用方：柴胡达原饮加减。

处方：北柴胡15g，青蒿10g，枳壳10g，黄芩15g，秦艽10g，防风10g，草果10g，槟榔6g，法半夏9g，厚朴10g，茯苓15g，茵陈15g，连翘15g，丝瓜络10g，银柴胡10g，苍术10g，橘皮10g，砂仁6g。14剂，水煎服，日1剂，早晚饭后半小时温服。

医嘱：忌食生冷，少饮水。

【继承人按语】

虽然患者体温平稳，但湿热之邪较为顽固，故治疗原则、选药组方基本不变，尤其是草果不能减量，巩固疗效。上方加橘皮 10g，砂仁 6g，以调理脾胃，防止服药日久脾胃受伤。服 14 剂。

复诊记录 6　2009 年 11 月 6 日

体温平稳，偶有肩颈疼、腿痛，余无不适。

舌象：舌淡红，舌根部淡黄腻，舌苔较薄。

脉象：脉弦滑略数。

检查：咽微红。

治法：证治同前。

用方：柴胡达原饮加减。

处方：北柴胡 10g，青蒿 10g，枳壳 10g，黄芩 10g，秦艽 10g，防风 10g，草果 6g，槟榔 6g，法半夏 9g，厚朴 10g，茯苓 15g，茵陈 15g，连翘 15g，丝瓜络 10g，银柴胡 10g，苍术 10g，橘皮 10g，砂仁 6g。14 剂，水煎服，日 1 剂，早晚饭后半小时温服。

医嘱：忌食生冷，少饮水。药后若体温平稳无波动，即可停药。

【继承人按语】

患者体温平稳已 6 周，处方药物用量适当减轻，北柴胡、黄芩减至 10g，草果减至 6g，服用 14 剂，巩固疗效。平时应注意忌食生冷，少饮水，防止病情反复。

本例患者发热半年，体温最高达 38℃，曾在几家医院就诊，无明确诊断，治疗未见好转。经周老中药治疗后，体温逐渐下降，4周后体温恢复正常，巩固2个月停药。

疗效所以如此显著，在于周老辨证准确，用药恰当。不明原因发热，误辨率很高，因为疑似证很多，有时与其他证只有细微的差别，不同证型之间需要仔细鉴别。周老常教导我们，对于发热患者，不可辨证不细，一见高热辄用白虎汤、"三宝"之类，不仅取效甚微，反而会贻误病情。

患者发热38℃，周老并没有简单地将其病因归为热盛，没有用大量生石膏来清热。而是仔细询问病史，认真望闻问切，从细微之处发现问题。如舌苔淡黄腻满布，说明体内有湿热；每日发热，但每日体温可退至正常，体温变化的规律是上午低，下午升高，这种热型周老认为符合湿阻膜原特点；又患者发热半年，但精神尚可，也符合膜原证病程长、传变慢的特点。患者临床表现常伴周身关节肌肉酸痛不适，也表明体内有湿，外感风邪。故周老辨证为湿热内蕴，阻遏膜原，外感风邪。治以清化湿热，开达膜原，散风通络。

方用柴胡达原饮加减。膜原为少阳所主，故用北柴胡配黄芩以和解少阳；证属湿盛，配伍草果、厚朴、法半夏等以化湿、燥湿，为治疗本证所首要；热盛加青蒿、茵陈、连翘、茯苓以清热利湿；本例患者湿热互结，故在化湿同时须破结，如槟榔、枳壳、厚朴；患者关节酸痛，配伍秦艽、防风、丝瓜络散风除湿通络。全方配伍，共奏清化湿热，开达膜原，散风通络之功，使湿热除，风邪散，故体温恢复正常。

药物治疗固然重要，但在中药治疗的同时，一些影响病情恢复的因素也要考虑。周老特别叮嘱患者要注意平时的生活习惯，再配合药物治疗。本例患者发热是由湿热阻遏膜原所致，故嘱患者平素忌食生冷、少饮水，以防体内进一步生湿，加重病情。周老认为患者发热不是因为体内有感染性炎症，抗生素无效，故可不再用。西医诊断应属免疫功能紊乱，但绝对不是免疫功能低下。嘱患者不可随意使用温补药物及食品，不利于疾病的恢复。

老师评阅意见

这是一例长期发热的治疗总结。长期发热是内、儿科难题之一。在西医常常经多方检查而诊断不明，治疗棘手。在中医治疗虽有优势，但如果辨证不准，药不对证，常致久治不愈。对此类证，辨证有三大要点：一是分清虚、实。不要误入"久病必虚"的歧途。久病致虚者固然不少，久病邪恋者亦甚多。故明辨虚实为第一要点。二是判别是湿是热。如果是邪实为主，则首先要辨明湿与热两大范畴。三是辨明邪气所犯部位层次。经过分析判断，以上三要点能够得到肯定，则治疗就有正确方针。这是成功的第一步。成功的第二步是确定治疗方法与方药的选择与制订。这也是我平时面对此类证所坚持的原则。李明老师对此例总结就是遵循我的这一思路层层分析，详细而透彻。

周耀庭

2009 年 11 月 10 日

不明原因高热 1 个月

初诊记录　　2010 年 3 月 3 日

田某，男，33 岁。

主诉：高热 1 个月。

现病史：患者不明原因发热 1 个月，体温最高 40℃。一般体温在 39℃附近波动。每日发热 3 次，伴恶心。发热前无怕冷，热时恶热，偶咳嗽，舌质淡红，舌苔淡黄厚腻，脉滑略数。

既往史：无。

体格检查：咽红。

辅助检查：（－）。

中医诊断：发热。

西医诊断：发热待查。

辨证：湿热内蕴，阻遏膜原。

治法：清化湿热，开达膜原。

处方：北柴胡 15g，青蒿 10g，枳壳 10g，槟榔 10g，黄芩 15g，草果 10g，厚朴 10g，法半夏 9g，茯苓 15g，青黛（包）10g，滑石（包）10g，藿香 10g，连翘 15g。7 剂，水煎服，日 1 剂，早晚饭后半小时温服。

复诊记录 1　2010 年 3 月 10 日

患者服药 7 剂，已由高热转为低热。一般 37.5℃左右，近 4 天体温降至正常。咽红，舌尖红，淡黄腻苔，脉滑略数。

上方茯苓从 15g 降至 10g，加金银花 10g，茵陈 15g，7 剂，水煎服，日 1 剂，早晚饭后半小时温服。

【继承人按语】

舌苔由淡黄厚腻转为淡黄腻，厚度减，提示湿浊轻，故健脾渗湿之茯苓减为 10g。又舌质淡红发展为舌尖红，考虑内热有增，故加金银花 10g，茵陈 15g 清热解毒兼祛湿邪。

复诊记录 2　2010 年 3 月 17 日

患者体温平稳已 11 天，自觉疲乏。咽红，舌质淡红，淡黄厚腻苔，脉弦滑。

上方去金银花，加入厚朴 10g。7 剂，水煎服，日 1 剂，早晚饭后半小时温服。

【继承人按语】

患者高热持续1个月，经周老中药治疗3天，体温即恢复正常，可谓立竿见影。之所以疗效好，见效快，我想与周老数十年临床经验及多年来的潜心研究是分不开的。下面将侍诊体会进行梳理：

1. 辨证准确：患者高热已1个月，中西药已服用不少，均无效。结合患者发热热型的特点，伴恶心的症状，且舌苔黄厚腻的舌象，综合考虑，应为湿热阻遏膜原。湿阻膜原典型发热过程应该先怕冷，继而发热，然后汗出而热退。且每日发作1次。虽然该患者并不典型，但结合患者持续高热已1个月，但精神尚可；舌苔淡黄厚腻满布。所以仍诊断为湿热内蕴，阻遏膜原。

2. 药猛而力专：处方中北柴胡、黄芩、青蒿，和解少阳。槟榔、厚朴、草果，3味"直达其巢穴，使邪气溃败，速离膜原"。茵陈、滑石、青黛、连翘，清热祛湿。藿香芳香化湿，茯苓淡渗利湿，枳壳理气有利于湿邪的祛除。诸药配伍，使膜原之湿热得以达出，故病愈。

老师评阅意见

此例高热1个月，经中西医药治疗无效。来诊后，经详查病情，辨证为湿热阻遏膜原，予以相应治疗近1周而告愈。李明老师此总结眉目清晰，尤其是本例临床表现,例如发热每天出现 3 个高峰,与一般此证多出现 1 个高峰不同,且无怕冷,未能构成往来寒热。在总结中指出如何排除不典型证、抓住其他辨证要点来确定辨证,此点对以后临床辨证水平提高,甚有帮助。

周耀庭

2010 年 9 月 10 日

中枢性损伤导致高热

初诊记录　2010 年 10 月 8 日

汪某,男,35 岁。

主诉:患者妻子代述,病人高热 3 个月。

现病史:患者于 2010 年 6 月 23 日在天坛医院行脑膜瘤手术,手术顺利,但术后开始发热,体温最高 39℃,一般中午或傍晚体温开始升高,汗出热退。偶有咳嗽,痰量不多。不恶心,大便通畅。舌苔白腻不厚。天坛医院诊断:中枢性损伤导致高热。患者目前因身体状况所限,不能亲自就诊,家属代其前来咨询周老,询问其高热是否能使用中药治疗。如果周老认为能中药治疗,准备 1 周后带其来诊室看病。

周老听完患者家属的介绍,对患者家属说,从目前了解的病人情况看,患者很可能是湿阻膜原型发热,用中药治疗效果应该不错。先开 7 剂药让患者服用，下周请带患者面诊。我做如下记录。

中医诊断：发热。

西医诊断：中枢性损伤导致高热。

辨证：湿热内蕴，阻遏膜原。

治法：清化湿热，开达膜原。

处方：北柴胡 5g，青蒿 10g，枳壳 10g，槟榔 10g，草果 10g，黄芩 10g，茯苓 15g，厚朴 10g，法半夏 9g，茵陈 15g，连翘 15g，藿香 10g，石菖蒲 10g，滑石 10g。7 剂，水煎服，日 1 剂，早晚饭后半小时温服。

结果：1 周过去了，患者没有来诊；两周过去了，患者还没有来诊。周老门诊患者较多，渐渐地我已将此患者情况淡忘。2010 年 12 月 17 日，患者坐在轮椅上由其家属陪同，来到诊室看病。此次患者是因两周前突发过敏性紫癜而来就诊。我问：上次发热如何了？家属答：7 剂药后体温恢复正常。我问：就服了 7 剂药？答：是。我问：后来体温没有再升高？答：至今未反复。

【继承人按语】

1. 手术后不明原因的发热临床较为常见，周老认为多数属于中枢神经调节功能紊乱所致。该患者是否确诊为中枢性发热，西医诊断的任务交给西医医院。

我们主要从中医方面进行诊断及治疗。

2. 该患者被诊断为湿阻膜原型发热，周老诊断依据主要是：高热时间虽然较长，但精神尚可；发热时间有规律；汗出热退；舌苔腻。

3. 处方是柴胡达原饮加减化裁方。方中北柴胡、黄芩和解少阳；草果辛温燥烈，化湿开达之力最强，非此药不足以开膜原之湿阻；枳壳、槟榔、厚朴理气破结；法半夏苦温燥湿；茯苓淡渗利湿；石菖蒲芳香化湿；茵陈、连翘、滑石、藿香、青蒿清利湿热。诸药配伍，共奏清化湿热，开达膜原之功，则热退体温得以恢复正常。

老师评阅意见

湿阻膜原型发热，可以见于感染性疾病，也可见于非感染性疾病，不论何种原因所致，只要在热型、脉、舌等方面符合此证，辨证即可成立，而且用化湿开达膜原法治疗而获效。此例发热发生于脑部手术之后，西医认为是由于中枢神经调节功能失调所致，并非由于感染。从中医看来，脉证表现仍属膜原证，依法治疗很快获愈。李明老师总结清晰具体，甚好。

周耀庭

2011 年 1 月 29 日

怀疑病毒感染

初诊记录　　2011 年 1 月 7 日

闫某，男，40 岁。

主诉：发热 20 天。

现病史：患者于 2010 年 12 月中旬不明原因突然高热，开始隔日发作 1 次，后逐渐转为每日 1 次。曾中西医治疗，未见好转。于某大医院感染科住院半个月进行全套系统检查，包括血常规、血沉、胸片、血生化、核磁、艾滋病等，均无阳性结果，怀疑病毒感染。患者自己要求出院，慕名前来就诊。现体温上午正常，下午开始逐渐升高，凌晨 3 点左右为高峰，体温一般 38.5℃ ~ 38.6℃，最高 39℃，热前怕冷，手脚冰凉，不需服药体温可暂时自行退至正常，退热前汗出较多，次日诸症复现，日日如此，反复不愈。后背疼痛，活动受限。饮水较多，稍有恶心。舌质淡红，两边青紫，舌苔淡黄厚腻，脉弦滑。

既往史：高血压。

体格检查：咽红。

辅助检查：血常规、血沉、胸片、血生化、核磁、CT、艾滋病均无阳性结果。

中医诊断：发热。

西医诊断：病毒感染？

辨证：湿热内蕴，阻遏膜原。

治法：清化湿热，开达膜原。

处方：北柴胡 15g，青蒿 10g，枳壳 10g，槟榔 10g，黄芩 15g，草果 10g，厚朴 10g，法半夏 9g，茯苓 15g，连翘 15g，茵陈 15g，滑石 10g，青黛（包）10g，秦艽 10g，防风 6g。7 剂，水煎服，日 1 剂，早晚饭后半小时温服。

【继承人按语】

周老认为患者发热符合湿阻膜原型发热，故选用柴胡达原饮加减治疗。

复诊记录 1　2011 年 2 月 11 日

药后体温逐渐下降，最高 37.2℃～37.3℃。下午偶有心慌、紧张，曾做心电图无异常，心率 112 次/分，阵咳，晨起痰黄，白天白黏痰，咽微红，根部淡黄腻苔。

处方：北柴胡 15g，青蒿 10g，枳壳 10g，槟榔 10g，黄芩 15g，草果 10g，厚朴 10g，法半夏 9g，茯苓 15g，连翘 15g，滑石 10g，青黛（包）10g，防风 6g，桑叶 10g，杏仁 10g，炒栀子 6g，炙枇杷叶 10g，全瓜蒌 15g，板蓝根 20g，桑白皮 10g，地骨皮 10g，远志 10g。14 剂，水煎服，日 1 剂，早晚饭后半小时温服。

【继承人按语】

处方为 2011 年 1 月 7 日方去茵陈、秦艽，加桑叶 10g，杏仁 10g，炒栀子 6g，炙枇杷叶 10g，瓜蒌 15g，板蓝根 20g，桑白皮 10g，地骨皮 10g，远志 10g 而成。

服药 1 周，看似雷打不动的体温出现转机，患者体温下降 1℃，说明治疗原则、方药配伍正确。效不更方。现患者咳嗽痰黄，是肺热外感，故原方中加桑叶、杏仁、炒栀子、炙枇杷叶、瓜蒌、板蓝根、桑白皮、地骨皮清泻肺热，化痰止咳；又因患者时有心慌，故加远志养心安神。

复诊记录 2　2011 年 2 月 25 日

体温最高 37℃。心慌好转，偶咳嗽，痰量减少，乏力，容易出汗，咽红，舌质红，苔薄黄腻，脉弦滑。

处方：北柴胡 15g，青蒿 10g，枳壳 10g，槟榔 10g，黄芩 15g，草果 10g，厚朴 10g，法半夏 9g，茯苓 15g，连翘 15g，桑叶 10g，滑石 10g，青黛（包）10g，杏仁 10g，防风 6g，炒栀子 6g，炙枇杷叶 10g，瓜蒌 15g，板蓝根 20g，桑白皮 10g，地骨皮 10g，远志 10g，石菖蒲 10g。14 剂，水煎服，日 1 剂，早晚饭后半小时温服。

【继承人按语】

患者体温稳步下降，目前已在正常范围，其余症状均减轻。治疗原则不变，上方加石菖蒲，与远志配伍，加强安神之力，又可增强祛湿效果。

患者见体温平稳，请求停药。周老嘱，湿邪顽固，停药早易复发。治疗原则不变，患者服药巩固至2011年4月8日，期间体温未反复，余无不适，痊愈停药。

长期发热不退，多方检查，原因不明，临床并不少见，究其中医原因虽多，但以湿阻膜原最为常见。周老多年以来对湿阻膜原型发热非常重视，从理论到实践进行了较长时间的深入研究，形成了一套完整的辨证论治的方法，临床效果显著。诸多患者经过周老治疗得到痊愈。我将体会总结如下：

1. 中医辨证非常关键：湿阻膜原型高热的诊断依据是：高热日久；一般每日发热1次；先寒后热，汗出热退；热有定时，下午至傍晚体温升至高峰；面色黄白，舌苔较腻，脉有弦象。如果医者没有认真学习，不了解湿阻膜原型发热的特点，或没有观察到恶寒现象，很可能会误诊为阳明热盛，而误用白虎汤甚至使用紫雪丹治疗，轻则贻误病情，重则变生他证。

2. 选药配伍，加减化裁不容忽视：周老常用柴胡达原饮、蒿芩清胆汤加减治疗本病。方中北柴胡、黄苓和解表里，枳壳、厚朴、槟榔、草果化湿开达膜原，法半夏燥湿，青蒿、茵陈、茯苓清热化痰，全方配伍，起到清化湿热，开达膜原之功。对于湿热明显者，常加连翘、青黛、滑石；对于有关节不适者，常伍丝瓜络、秦艽、防风；如果湿阻膜原较重者必加炒常山。

3. 生活习惯要改变：周老认为本病皆因患者体内湿邪所致。临床观察发现多数患者或有过度饮酒、或有饮茶过浓、或有强迫饮水的习惯，周老认为这些皆为致湿之因素。故服药期间嘱咐患者对饮水稍加控制，有利于疾病痊愈。

4. 巩固治疗不可放松：湿邪黏腻重浊。尽管临床症状有所缓解，体温完全恢复正常，并不等于体内湿邪全部清除干净。故周老嘱患者体温恢复正常后还要坚持服药1个月左右，防止反复。

老师评阅意见

长期发热，包括长期高热与长期低热，常常病情缠绵难愈，病长达数月至数年不等，是中、西医内、儿科临床难题之一。长期发热的病因病机极为复杂，中医治疗必须切中病机要害，才能获效。湿阻膜原型长期发热是其中较为常见的证型之一。依法治之，多能获得良好效果。李明老师对此例的总结详细而系统，其中对此证辨证要点的叙述，条分缕析，眉目清楚，尤其是辨证时与阳明热甚的鉴别以及选方用药的思路分析，深得我意。

周耀庭

2011 年 6 月 20 日

怀疑 Still's 病

初诊记录　2010 年 1 月 15 日

刘某，男，55 岁。

主诉：发热月余。

现病史：1 个月前外感，体温升高，血常规示 WBC2.57×10^9/L，血培养（－），血沉升高 85 mm/h，经抗生素治疗，体温不降。近月余体温一直居高不下，在 38.3℃～39℃热。发热前怕冷，服退烧药后汗出热退。发热规律为：晨起体温正常，中午过后体温逐渐升高，至 39℃。自服退烧药 1 片，汗出，体温下降。体温不能退至正常，第二次发热开始。每 6 小时需服退烧药 1 次。因持续发热不退，住北京军区总医院接受检查及治疗。住院后检查血常规，WBC 由 1.1×10^9/L 逐渐升高至 2.57×10^9/L，血沉 85 mm/h。排除肿瘤、白血病，肺 CT 未见异常，无其他阳性体征。结果，应用抗生素治疗无效，医院方准备使用激素治疗。家属不同意，遂出院，请周老治疗。患者发热伴身体疼痛，关节不适，咽痛，舌质红，淡黄褐色腻苔，脉弦滑。

既往史：无。

过敏史：无。

体格检查：咽红，背部少量皮疹。

辅助检查：2009 年 12 月 31 日血沉 85 mm/h，2010 年 1 月 10 日血常规示 WBC 2.57×10^9/L。

中医诊断：发热。

西医诊断：Still's 病？

辨证：湿热内蕴，阻遏膜原。

处方：北柴胡 15g，青蒿 10g，枳壳 10g，槟榔 10g，草果 10g，厚朴 10g，法半夏 9g，黄芩 15g，茵陈 15g，连翘 15g，青黛（包）10g，滑石 10g，茯苓 15g，石菖蒲 10g，藿香 10g，防风 10g。7 剂，水煎服，日 1 剂，早晚饭后半小时温服。

【继承人按语】

患者在西医医院诊断为 Still's 病？周老认为本病患者症状及体征表现来看，病位在少阳膜原，属于中医所说的膜原证，病因为湿热，故辨证为：湿热内蕴，阻遏膜原。治以清热化湿、开达膜原为法，方以清代医家俞根初《重订通俗伤寒论》中柴胡达原饮为基础，加减化裁而成。

柴胡达原饮用于治疗痰湿阻于膜原之证。有开达膜原、和解三焦之功。本患者湿热之象较为明显，若用柴胡达原饮原方，略显清热之力不足。故配伍清热化湿之品于方中。患者自觉关节不适、身痛，为风邪伤人之症状，故又加入祛风之品——防风。

方中北柴胡、枳壳、黄芩、槟榔、厚朴、草果，化湿开达膜原。茵陈、连翘、青黛、滑石加强清热利湿之力。法半夏燥湿，茯苓渗湿，菖蒲、藿香化湿，防风祛风止痛。诸药配伍，共奏清热化湿，开达膜原之功。

2010年1月22日复诊：最高体温38.3℃，服退烧药后，体温可退至正常，并可维持数小时体温不升高。有痰。证治不变，上方加玄参15g，瓜蒌15g。7剂。

2010年1月29日复诊：体温最高37.5℃，咽红。证治同前，上方加炒栀子6g，金银花10g。7剂。

2010年2月5日复诊：体温最高37.1℃，关节不适。证治同前，上方加秦艽10g。7剂。

2010年2月26日复诊：体温正常已7日，大便稀。证治同前，上方草果增至12g，加苍术10g。14剂。

2010年3月12日复诊：体温正常已3周，关节不适已愈。证治同前，上方去秦艽。14剂。

2010年3月25日复诊：体温平稳已5周。证治同前，拟继续上方巩固2周。14剂。

经多次复诊，用药随症进退，患者体温逐渐下降至正常，巩固 7 周后停药。

近期跟诊，不明原因发热患者较多，伴随症状不一，但辨证均为湿热内蕴，阻遏膜原。为了便于理解，特将诊断依据总结如下：

1.发热较高，规律为：午后先有怕冷，后体温升高，然后汗出热退。

2.患病时间较长，但患者精神尚可。

3.多为 1 日发作 1 次，也有不典型者。

4.舌苔多为腻而满布，或白腻或淡黄腻或黄厚腻。

5.内热偏重者，多伴咽红、咽痛或颈淋巴结肿大、压痛或高热病史。

6.如有剥脱苔，多为湿热化燥所致。

7.多兼皮疹、关节疼痛等表现。

8.化验检查一般 ESR 升高，而无其他阳性结果。

周老常用处方：北柴胡 15g，黄芩 15g，枳壳 10g，槟榔 10g，厚朴 10g，草果 6～12g，茵陈 15g，连翘 15g，青黛（包）15g，滑石 15g。若湿热较重者常加法半夏 10g，藿香 10g，菖蒲 10g，茯苓 15g；若关节不适者常加秦艽 10g，防风 10g；若便稀者常加苍术 10g；兼皮疹者常加白鲜皮 10g，地肤子 10g，生薏苡仁 15g；若有剥脱苔者常加白芍 10g，知母 10g。

老师评阅意见

此又一例长期高热病例，发热 1 月余，西医抗生素治疗无效。根据其热型特点，中医复诊记录 3 所见，尤其是脉、舌特点，辨证为湿阻膜原，使用柴胡达原饮加减治疗获愈。李明老师总结此例甚为细致：病史记载、西医治疗检查、诊断考虑、中医辨证依据、中医辨证以及方药配伍特点，一一予以详述。表明对我的思路体会甚为深入。

周耀庭

2010 年 8 月 15 日

邪恋少阳证

初诊记录　2008 年 6 月 28 日

王某，男，53 岁。

主诉：高热 20 余日。

现病史：2 个月前因着急而后牙痛，咽痛，发热。到某医院就诊，检查血象，仅白细胞升高，经静点抗生素治疗后体温稍退。停药后复发。改口服抗生素头孢，体温无改变。目前已高热 20 余日，体温朝轻暮重，最高达 38.8℃。今日中午发热最高 38℃，低时 37.5℃，身上伴有皮疹。

舌象：舌质红，舌苔厚腻满布。

脉象：脉弦细。

实验室检查：WBC（1.5 ~ 2.1）× 10^9/L。

体格检查：咽红。

中医诊断：发热。

西医诊断：高热待查。

辨证：湿热内蕴，邪恋少阳。

立法：清化湿热，和解表里。

用方：蒿芩清胆汤加减。

处方：北柴胡 15g，青蒿 10g，枳壳 10g，防风 10g，浮萍 6g，黄芩 15g，草果 10g，槟榔 10g，连翘 15g，茵陈 15g，炒栀子 10g，青黛（包）10g，滑石（包）

10g，茯苓 15g，白鲜皮 10g，地肤子 10g。3 剂，水煎服，日 1 剂，早晚饭后半小时温服。

医嘱：忌食生冷油腻食物，少饮水。

【继承人按语】

患者 2 个月前发热，治疗不彻底，毒热不净；舌苔厚腻满布，体内有湿邪内停，湿热合邪，伏于少阳，留恋不去，故体温朝轻暮重，日久不退。患者身上有皮疹，表明体内有湿热之邪，也证明了本例患者的病因是由湿热之邪所致。所以辨证为湿热内蕴，邪恋少阳。治疗以清化湿热，和解表里为法。方以蒿芩清胆汤加减。蒿芩清胆汤原方主治少阳胆经湿热证。

方义分析：北柴胡、黄芩，和解表里，治疗往来寒热；青蒿、连翘、茵陈、青黛、炒栀子、滑石、茯苓清利湿热，治疗湿热内蕴；草果、槟榔、枳壳理气燥湿破结，用于治疗湿阻气机较为顽固者；防风、浮萍、白鲜皮、地肤子，疏风清热，燥湿止痒，治疗皮肤发红疹。

复诊记录 1　2008 年 7 月 1 日

药后体温平稳，偶有晚上体温升至 37.2℃，余无不适。

舌象：舌质淡红，舌苔厚腻满布。

脉象：脉弦细。

治法：证治同前。

用方：蒿芩清胆汤加减。

处方：北柴胡 15g，青蒿 10g，防风 10g，浮萍 6g，黄芩 15g，草果 6g，槟榔 10g，厚朴 10g，连翘 15g，茵陈 15g，法夏 10g，茯苓 15g，丹皮 10g，金银花 10g，白鲜皮 10g，地肤子 10g。10 剂，水煎服，日 1 剂，早晚饭后半小时温服。

医嘱：忌食生冷油腻食物，少饮水。

【继承人按语】

本次处方为 2008 年 6 月 28 日方去枳壳、炒栀子、青黛、滑石，增厚朴 10g，法半夏 10g，丹皮 10g，金银花 10g，将草果用量减至 6g 而成。

因患者服药后体温大减，说明辨证、治法、用药准确。上方稍作加减，服 10 剂，巩固疗效。具体分析如下：

体温基本正常，清热泻火利湿之炒栀子、青黛、滑石减量。症状缓解，方中燥湿除痰截疟的草果减量至 6g。加入厚朴、法半夏二药，一则二者同为苦温燥湿之品，共为燥湿之用；二则二药为伍，辛开苦降，调畅气机，分消上下。有厚朴则去枳壳。热邪日久，余毒不净，易深入阴分，故配丹皮清热凉血，透解阴分之余邪。金银花具有清热解毒之功，该药对于热在卫分、气分、营分均可配伍使用。

此方如此配伍，照顾全面，则湿热可祛，表里可和。

嘱患者服 10 剂，以巩固疗效。

周老经常教导我们，高热待查的患者，原因有很多，临证需详细辨证，才能收到良好效果。本例患者属于比较常见的类型之一。下面将周老对本型发热的辨证、立法、选方、用药、加减进行总结。

临床表现：往来寒热，热多寒少。脘痞喜呕，口苦，舌苔淡黄腻，舌尖或边尖红，脉弦滑略数。其中发热虽高而面色黄白，舌苔黄白相间而腻或淡黄腻，脘痞是辨证要点。

辨证：湿热内蕴，邪恋少阳。

立法：清化湿热，和解表里。

方剂：蒿芩清胆汤加减。

常用处方：北柴胡 10g，青蒿 10g，枳壳 10g，黄芩 10g，法半夏 9g，茯苓 10g，青黛（包）10g，滑石 10g，陈皮 10g，竹茹 10g，茵陈 10g，连翘 15g。

方解：北柴胡、青蒿、黄芩三药配伍，和解少阳表里，清化湿热之邪。陈皮、法半夏、茯苓、枳壳，理气健脾，燥湿化痰，与竹茹、青黛、滑石、茵陈、连翘清热利湿之品配伍，则共同起到清化湿热之功。

常用加减：若湿邪较重者，加草果、槟榔、厚朴。若湿热偏重者，加炒栀子。

老师评阅意见

此又是一例长期发热的治疗经验总结。此类长期

46

发热已有多例记录在案。总的来说，病因不离湿邪，病位不离少阳膜原。然而在众多的病例之中，情况不尽相同，尤其是湿与热的比例可有不同，治法亦需在总原则近似的前提下，要有相应的变化出入。此总结对其病因病机、治疗原则等分析甚详，符合我的思路，甚好。湿阻膜原与湿热留恋少阳证，病因均由湿热所致，病位均属少阳，主症均有往来寒热，但是湿热比例不同：前者湿重热轻，治疗化湿开达之力宜重；后者湿轻热重，或湿热并重，治疗时应将化湿与清热比例适当调整，即减轻化湿之力，增加清热利湿或清热解毒之力。此总结对于伴随皮疹这一症状特点未作必要的分析。希望作进一步思考，可参考叶天士《外感温热论》："再舌苔白厚而干燥者，此胃燥气伤也，滋润药中加甘草，令甘守津还之意。舌白而薄者，外感风寒也，当疏散之。若白干薄者，肺津伤也，加麦冬、花露、芦根汁等轻清之品，为上者上之也。若白苔绛底者，湿遏热伏也，当先泄湿透热，防其就干也。勿忧之，再从里透于外，则变润也。初病舌就干，神不昏者，急加养正透邪之药；若神已昏，此内匮矣，不可救药。"即湿热证见疹，并非热入营分，乃"湿遏热伏"之故。

周耀庭

2010 年 2 月 8 日

【继承人再按】

侍诊期间，见到周老所治疗斑疹病证，有猩红热、丹毒、红斑狼疮、Still's发疹、幼儿急疹、过敏性紫癜、血小板减少性紫癜、荨麻疹、色素性紫癜性皮肤病等。这些斑疹疾病，大致可分为疫疹、温病斑疹、杂病斑疹、皮肤病斑疹四类。猩红热属于疫疹，丹毒、红斑狼疮、Still's发疹、幼儿急疹属于温病斑疹，过敏性紫癜、血小板减少性紫癜属于杂病斑疹，荨麻疹、色素性紫癜性皮肤病属于皮肤病斑疹。我体会这些斑疹性疾病，既有相同的共性，也有不同的个性。共同点是这些斑疹均有毒邪，大部分斑疹夹有风邪。不同点是疫疹、温病斑疹毒热较重，风邪较轻；杂病斑疹、皮肤病斑疹毒热较轻，而风邪较重。因此选药组方时，对于疫疹、温病斑疹要重用清热解毒之品，而慎用发散之药；对于杂病斑疹、皮肤病斑疹要重用散风之品，根据病情需要配伍清热解毒药物。

该患者皮疹主要分布于躯干、四肢，与发热、热型为朝轻暮重且病久不愈伴行，结合舌质红、舌苔厚腻满布、脉弦细等，综合考虑该皮疹病因病机应为湿热内蕴，湿遏热伏，内逼营分。

长期发热，湿热化燥证

初诊记录　2009 年 7 月 24 日

袁某，女，81 岁。

主诉：间断发热 1 年 2 个月。

现病史：患者间断发热 1 年 2 个月，最高 39℃，需服消炎药才可退烧，发烧昼轻夜重，无汗，口干，大便干。

舌象：舌质暗红，有裂纹，苔黄腻。

脉象：脉弦滑有力。

既往史：干燥综合征；高血压，药后 130 ~ 140/80mmHg。

过敏史：否认药物、食物过敏史。

体格检查：纵隔淋巴结肿大。颈淋巴结肿大。

中医诊断：发热。

西医诊断：不明原因发热。

辨证：湿热内蕴，外感风邪，化燥伤阴。

治法：散风利湿，凉血解毒，滋阴润燥。

处方：防风 6g，秦艽 10g，威灵仙 10g，黄芩 10g，炒栀子 10g，北柴胡 15g，青蒿 10g，赤芍 10g，丹皮 10g，茵陈 15g，滑石 10g，青黛（包）10g，元参 15g，生鳖甲 10g，白薇 10g，银柴胡 10g，地骨皮 10g，白芍 15g，郁李仁 30g，连翘 15g，生地黄 15g，寒水石 20g。7 剂，水煎服，日 1 剂，早晚饭后半小时温服。

医嘱：忌食辛辣、生冷、油腻。

【继承人按语】

患者间断发热 1 年 2 个月，发热日久，热郁成毒，热毒深入阴分，伤及阴血；发热时无汗，是因兼感风邪；舌质暗红，是热毒深入，血分有瘀；舌有裂纹，大便干燥，是化燥伤阴；舌苔黄腻是体内有湿邪。故辨证为湿热内蕴，外感风邪，化燥伤阴。治以散风利湿，凉血解毒，滋阴润燥为法。

方义分析：防风、秦艽、威灵仙三药散风兼可除湿。生地黄、元参、赤芍、丹皮，清热凉血，活血解毒。青蒿、生鳖甲、白薇、银柴胡、地骨皮，清透阴分伏热。北柴胡、黄芩，清泻少阳，和解表里。茵陈、滑石、青黛、炒栀子、连翘，清利湿热。白芍养阴。郁李仁润肠通便。寒水石清热退烧。

复诊记录 1   2009 年 8 月 22 日

因患者年事已高，亲自就诊有困难，故家属前来代替其就诊。

家属代述：药后发热退至正常，现口干，足肿，夜寐不实，大便已不干。希望周老继续给予调理。

治法：证治同前。

处方：青蒿 10g，北柴胡 10g，秦艽 10g，防风 6g，黄芩 10g，炒栀子 6g，茵陈 15g，青黛（包）10g，连翘 15g，生鳖甲 10g，赤芍 10g，丹皮 10g，白薇 10g，银柴胡 10g，地骨皮 10g，川黄连 3g，冬瓜皮 15g，茯苓 10g，泽泻 10g，生地黄 10g，寒水石 20g，石菖蒲 10g，珍珠母 20g，郁李仁 20g。7 剂，水煎服，日 1 剂，早晚饭后半小时温服。

医嘱：忌食辛辣、生冷、油腻。

【继承人按语】

处方为 2009 年 7 月 24 日方的基础上，减去威灵仙、滑石、元参、白芍，加入冬瓜皮 15g，茯苓 10g，泽泻 10g，珍珠母 20g，石菖蒲 10g，川黄连 3g，北柴胡、炒栀子、生地黄、郁李仁药量酌减而成。

体温已退至正常，便干已缓解，故北柴胡、炒栀子、生地黄、郁李仁药量酌减。现患者足肿，是水湿下注的表现，故加入冬瓜皮 15g，茯苓 10g，泽泻 10g，以利水消肿。夜寐不实，为心肝有热，痰湿内扰所致，故加入珍珠母 20g，以平肝潜阳、定惊安神；石菖蒲 10g，化痰安神；黄连 3g，清心安神。为了使药力更加集中，方中有秦艽，故去威灵仙；有茵陈、青黛等，故去滑石；体内有湿邪，滋阴药物尽量少用，故去元参、白芍。

長期發熱，濕熱化燥證

因患者发热日久，目前体温虽然退至正常，但仍需巩固治疗，予服7剂。

本例患者发热已1年多，虽经多方治疗，亦不见好转。周老认为，此患者发热为多病因所致，是风、湿、热毒合邪所致。因有湿邪掺杂，热毒之邪不易清除，导致患病日久不愈，则毒热深入血分，日久又化燥伤阴，导致阴血不足。病情非常复杂，所以患者虽经不断治疗，发热仍不得好转。

思考患者之所以得以痊愈，治疗乃有几个关键点。

1. 湿与热合，祛湿较为关键：湿与热合，湿性黏腻，热不易清除，祛湿较为关键，但热也不能不治。故选用清热燥湿、芳香化湿、清热利湿、祛风胜湿的方法，湿热并治。

2. 热毒深入，热在血分，药物作用层次是关键：患者发热日久，毒热潜伏较深，已及阴分（营血），用一般的清热方法难以除之，需要用凉血、清阴分热的药物，如赤芍、丹皮、元参、生地黄，以及地骨皮、白薇之类。此外，北柴胡枢转少阳以透邪，青蒿透阴分邪气外出，这两味药物的配伍也起到了关键性的作用。薄荷、芥穗虽然可以透邪，但作用部位在卫分，本病用之则显太过轻浅。

3. 湿热与阴伤并存，配伍是关键：患者体内既有湿热存在，又有阴虚不足的表现。此时单纯祛湿则易伤阴，单纯滋阴又易妨碍湿邪的祛除。周老在药物的选择上是非常讲究的，祛湿时选用多种祛湿药物，防止伤阴；滋阴时选用滋而不腻的药物，防止敛邪。

由于周老辨证准确，选药合理，所以治疗取得立竿见影的效果。

老师评阅意见

此又是一例长期发热病例，西医诊断不明，来诊后，经过详细了解病史以及症状体征观察，按湿热化燥、深入阴分治疗迅速获愈，说明在病因病机分析的前提下，正确辨证的重要性。李明老师在总结中重点指出湿与热结合的复杂性及解决方法，以及湿热化燥和化湿与润燥矛盾的统一，深得我意。

周耀庭

2010 年 2 月 8 日

间歇性发热

初诊记录　2010 年 3 月 26 日

王某，女，61 岁。

主诉： 间歇性发热近 4 个月。

现病史： 患者于 2009 年 12 月 31 日起间歇性发热，每隔 7 ~ 16 日必发热 1 次。一般间隔 7 ~ 8 天，偶有 1 次间隔 13 天，1 次间隔 16 天，发热最高 38.4℃，最低 37.6℃。每次发作一般要持续 1 天，偶 1 次持续 2 天。发作时间多在晚 8 点 ~ 12 点。初起足冷，继则寒战，而后发热，汗出热退，一般早晨体温恢复至正常。整个过程一般持续 2 ~ 4 小时，每次发病不需服用退烧药，体温可自行下降至正常。目前已发作 10 余次。曾用中药治疗，未见好转。患者为北医三院员工，曾在北医三院住院检查，无阳性结果，期间静点罗红霉素、希舒美治疗 8 天未见好转，遂出院。后口服阿奇霉素，仍发热不愈，故求助周老。

昨日发热 38.4℃，发热前足冷，汗出热退，伴双膝关节疼痛，无恶心，不欲饮水，纳呆，二便正常。舌质暗红，有裂纹，少苔，舌根部少量淡黄腻苔，咽部暗红，脉弦细滑。

既往史： 无。

过敏史： 无。

体格检查：双颈淋巴结轻度肿大，咽暗红。

中医诊断：发热。

西医诊断：发烧待查。周老认为本病为免疫功能紊乱。

辨证：湿热内蕴，邪恋少阳；湿热化燥，阴液不足。

治法：清泄少阳，和解表里，佐以养阴清热。

处方：青蒿 10g，北柴胡 10g，枳壳 10g，黄芩 10g，茵陈 15g，连翘 15g，青黛（包）10g，滑石（包）10g，知母 10g，白芍 10g，赤芍 10g，丹皮 10g，生地黄 10g，草果 3g，茯苓 10g。7 剂，水煎服，日 1 剂，早晚饭后半小时温服。

【继承人按语】

患者发热虽不是每日发作，但发作特点为先恶寒后发热，汗出热退，表明邪在半表半里。苔腻为有湿邪，苔少表明阴伤，故辨证为：湿热内蕴，邪恋少阳，湿热化燥，阴液不足。治以清泄少阳，和解表里，佐以养阴清热。

青蒿、北柴胡、黄芩，清泄少阳，和解表里。枳壳调畅气息，有利于湿邪的祛除。茵陈、连翘、青黛、滑石，清利湿热。知母、白芍，滋阴清热。生地黄、赤芍、丹皮，病久部分邪热入里，此三药养阴、清阴血分之热。草果、茯苓，增强祛湿之力；恐伤阴，故草果仅用 3g。

复诊记录 1　2010 年 4 月 2 日

昨晚发热 38.1℃，咳嗽，头痛，恶心，心慌，舌质红、前部少苔、根部为淡黄腻苔，脉细滑略数，咽红，扁桃体 I 度肿大，双侧颈淋巴结肿大。

治法：证治同前。

处方：青蒿 10g，北柴胡 10g，枳壳 10g，黄芩 10g，茵陈 15g，连翘 15g，青黛（包）10g，滑石（包）10g，知母 10g，白芍 10g，赤芍 10g，丹皮 10g，生地黄 10g，茯苓 10g，板蓝根 15g，草河车 15g，陈皮 10g，竹茹 10g，生鳖甲 10g，银柴胡 10g，白薇 10g。7 剂，水煎服，日 1 剂，早晚饭后半小时温服。

【继承人按语】

处方为 2010 年 3 月 26 日方减去草果，加入板蓝根 15g，草河车 15g，陈皮 10g，竹茹 10g，生鳖甲 10g，银柴胡 10g，白薇 10g 而成。

体温有所下降，表明证治正确。故证治同前。患者咽喉不利，咽红、扁桃体 I 度肿大，加板蓝根、草河车。恶心，加陈皮、竹茹。苔少表明阴虚，加生鳖甲养阴透热。阴伤较重，故去草果，恐其过燥伤阴。加入银柴胡、白薇，加强清虚热之功。

复诊记录 2　2010 年 4 月 9 日

体温未再升高，唯感乏力。

上方加减，服药7周，病痊愈，停药。

【继承人按语】

有典型的先恶寒后发热，汗出热退，即可诊断为邪在少阳。舌质红，黄腻苔，说明湿中有热，即可诊断为湿热内蕴、邪恋少阳证。舌苔少，或见剥脱苔，说明有湿热化燥伤阴。周老常以"蒿芩清胆汤"加减化裁进行治疗。

治疗邪恋少阳证的基本方及其常用加减总结如下。

常用方：青蒿10g，北柴胡10g，枳壳10g，黄芩10g，茵陈15g，连翘15g，青黛（包）10g，滑石（包）10g。

常用加减：伴恶心者加陈皮10g，竹茹10g。阴虚者加知母10g，白芍10g。虚热重者加银柴胡10g，白薇10g，地骨皮10g，功劳叶20g，生鳖甲10g。湿邪重者加茯苓10g，法半夏10g，石菖蒲10g，草果3～10g，炒常山6g。日久病邪深入阴分者，加生地黄10～15g，赤芍10g，丹皮10g。

老师评阅意见

此例间歇性发热近4月，属长期中等度发热。根据其发热特点结合脉证，辨证为湿热之邪留恋少阳。然本例的特点在于湿热化燥伤阴，以及治疗处方化湿与滋阴养阴结合而获效。此例湿热与伤阴并存，症状错综复杂，辨证时尤须深入了解病史，细察病情。从间歇性长期发热，伴寒战发热交替，辨少阳膜原证；从发热常在夜间发作以及少苔，辨阴虚；其中尤其舌苔典型变化，反映阴液不足、余湿犹滞的特征，为湿热化燥提供可靠依据。李明老师此总结中抓住了辨证要点，并详细分析了方药变通的依据，概念清晰，甚合我意。

周耀庭

2010 年 6 月 5 日

长期低热

毒热不尽，邪伏阴分

初诊记录　2008 年 12 月 12 日

郝某，男，19 岁。

主诉：低热 2 年。

现病史：患者从小容易感冒。2004 年冬季（初中二年级）患感冒 3 次。2006 年（高中一年级）下半年参加运动会，因劳累着凉患感冒当时高热 38℃以上，经中西医治疗后转为低热 37.1℃～37.5℃。同年经过检查发现患肺结核。后经抗结核治疗，肺部病变消失，惟低热不退，时发时止，发热时体温在 37.1℃～37.5℃，用药后体温暂时下降，最多维持 1 周。发热时腿软，头晕头痛，疲乏无力，咽痛，易出汗。平素易感冒，感冒、低热反复发作。现已休学。

现低热 37.1℃～37.5℃，腿软，头晕头痛，疲乏无力，咽痛，易出汗，二便正常。

舌象：舌淡红，苔淡黄腻。

脉象：右脉反关，左脉细滑。

既往史：肺结核。

过敏史：否认药物、食物过敏史。

体格检查：咽红，颈部淋巴结肿大。

实验室检查：血常规（－）。

西医诊断：低烧待查。

中医诊断：低热。

辨证：毒热不尽，邪伏阴分。

治法：清热解毒，凉血透邪。

用方：青蒿鳖甲汤加减。

处方：青蒿 10g，北柴胡 10g，牛蒡子 10g，枳壳 10g，黄芩 10g，炒栀子 10g，黄连 6g，板蓝根 30g，草河车 20g，元参 15g，赤芍 10g，丹皮 10g，夏枯草 10g，浙贝母 10g，地骨皮 10g，白薇 10g。14 剂，水煎服，日 1 剂，早晚饭后半小时温服。

医嘱：注意休息，避免感冒。

【继承人按语】

患者高热之后出现低热，提示毒热不净。检查咽红，颈部淋巴结肿大，也说明体内有余热，舌脉支持。毒热日久，深入阴分，治疗清热解毒，凉血透邪。方用自拟解毒透邪方加减。

病因毒热不净，故方中选用大量清热解毒之品，黄芩、黄连、炒栀子、板蓝根、草河车、元参、牛蒡子以清热解毒利咽；因邪已深入阴分，故选用赤芍、丹皮凉血活血，地骨皮、白薇、青蒿、北柴胡清透阴分热邪；用夏枯草、浙贝母化痰散结，有助于颈部肿大淋巴结消散；枳壳调畅气机，有利于疾病的恢复。

复诊记录 1　　2008 年 12 月 26 日

患者诉服上方 4 剂后体温即退，恢复正常 36.8℃。疲劳减轻，咽痛好转，现咽部不适，睡眠无盗汗，平时饮水不多，易感冒，淋巴结不大，后背痛不适（多年之前受过伤）。

舌象：舌淡红，舌苔根部淡黄腻。咽红。

脉象：脉弦滑略数，左弦滑，右反关。

治法：证治同前。

用方：青蒿鳖甲汤加减。

处方：青蒿 10g，北柴胡 10g，牛蒡子 10g，枳壳 10g，黄芩 10g，生知母 10g，炒栀子 10g，黄连 6g，板蓝根 30g，草河车 20g，元参 15g，赤芍 10g，丹皮 10g，夏枯草 10g，浙贝母 10g，白薇 10g，地骨皮 10g，银柴胡 10g。14 剂，水煎服，日 1 剂，早晚饭后半小时温服。

医嘱：现在要巩固，坚持服中药。可以上学，不要参加剧烈活动。

【继承人按语】

处方为 2008 年 12 月 12 日方加入生知母 10g，银柴胡 10g 而成。

体温已退至正常。为了巩固疗效，加入生知母 10g，加强清肺热的作用；加入银柴胡，加强清透阴分热邪的作用。

患者询问是否已可停药。周老嘱咐，因为患病日久，且以前有过病情反复，故要求患者继续坚持服中药，巩固疗效。患者已休学在家一年余，要求复课。周老同意，但嘱咐患者，不可参加剧烈运动。

复诊记录 2　2009 年 1 月 9 日

体温平稳，乏力好转，咽喉不利已愈。

舌象：舌淡红，苔根淡黄腻。

脉象：右脉反关，左脉弦细滑。

体格检查：咽微红。右侧颈淋巴结轻度肿大。

治法：证治同前。

用方：青蒿鳖甲汤加减。

处方：青蒿 10g，北柴胡 10g，牛蒡子 10g，枳壳 10g，黄芩 10g，生知母 10g，炒栀子 10g，黄连 6g，板蓝根 30g，草河车 20g，元参 15g，赤芍 10g，丹皮 10g，夏枯草 10g，浙贝母 10g，地骨皮 10g，白薇 10g，银柴胡 10g，麦冬 15g。7 剂，水煎服，日 1 剂，早晚饭后半小时温服。

【继承人按语】

处方为 2008 年 12 月 26 日方加入麦冬 15g 而成。

患者体温平稳。咽微红，加麦冬滋阴利咽。服 7 剂巩固疗效。

复诊记录 3　　2009 年 1 月 16 日

体温平稳，咽已不痛，晨起偶咳，乏力减轻。

舌象：舌淡红，苔根淡黄腻。

脉象：右脉反关，左脉弦滑略数。

检查：咽微红，扁桃体Ⅰ度肿大。

治法：证治同前。

用方：青蒿鳖甲汤加减。

处方：青蒿 10g，北柴胡 10g，牛蒡子 10g，枳壳 10g，黄芩 10g，生知母 10g，炒栀子 10g，黄连 6g，板蓝根 30g，草河车 20g，元参 15g，赤芍 10g，丹皮 10g，夏枯草 10g，浙贝母 10g，地骨皮 10g，白薇 10g，银柴胡 10g，麦冬 15g，蝉蜕 6g。21 剂，水煎服，日 1 剂，早晚饭后半小时温服。

医嘱：现低热虽退，但是仍需要巩固，以免低热复发。近一段时间，需坚持服中药。可以上学，不要参加剧烈活动。

【继承人按语】

处方为 2009 年 1 月 9 日方加入蝉蜕 6g 而成。

患者晨起偶咳，有感冒的迹象，故加入蝉蜕以增强解表宣肺利咽之功。因病情较为稳定，故开药 3 周，巩固疗效。

复诊记录 4   2009 年 2 月 6 日

感冒 3 天，发热 1 天，体温最高 37.3℃，之后体温平稳。咳嗽，有痰不多，大便正常。

舌象：舌淡红，苔根淡黄腻。

脉象：右脉反关，左脉弦滑略数。

实验室检查：血常规（－）。

检查：咽微红，扁桃体Ⅰ度肿大。

治法：证治同前。

用方：青蒿鳖甲汤加减。

处方：苦杏仁 10g，金银花 10g，牛蒡子 10g，枳壳 10g，黄芩 10g，生知母 10g，炒栀子 10g，黄连 6g，板蓝根 30g，草河车 20g，元参 15g，赤芍 10g，丹皮 10g，夏枯草 10g，浙贝母 10g，白薇 10g，连翘 10g，银柴胡 10g，麦冬 15g，蝉蜕 6g。7 剂，水煎服，日 1 剂，早晚饭后半小时温服。

【继承人按语】

处方为 2009 年 1 月 16 日方减去青蒿 10g，北柴胡、地骨皮、加入苦杏仁 10g，金银花 10g，连翘 10g 而成。

体温正常，病情稳定。故去掉青蒿、北柴胡、地骨皮。近日感冒，故加入苦杏仁、金银花、连翘，以解表宣肺止咳。

复诊记录 5　2009 年 2 月 13 日

体温平稳，鼻塞，余无不适。

舌象：舌暗红，苔根淡黄腻。

脉象：右脉反关，左脉滑略数。

治法：证治同前。

用方：青蒿鳖甲汤加减。

处方：菊花 10g，金银花 10g，牛蒡子 10g，枳壳 10g，黄芩 10g，生知母 10g，炒栀子 10g，黄连 6g，板蓝根 30g，草河车 20g，元参 15g，赤芍 10g，丹皮 10g，夏枯草 10g，浙贝母 10g，白薇 10g，连翘 10g，银柴胡 10g，麦冬 15g，蝉蜕 6g，桑叶 10g，辛夷 10g。7 剂，水煎服，日 1 剂，早晚饭后半小时温服。

【继承人按语】

处方为 2009 年 2 月 6 日方减去苦杏仁，加入辛夷 10g，菊花 10g，桑叶 10g 而成。因咳嗽已愈，去苦杏仁。鼻塞，加辛夷、菊花、桑叶。

复诊记录 6　2009 年 2 月 27 日

上药 7 剂服后，因家乡下雪不便出门，自行按上方复抓 7 剂，服 3 剂停 4 剂。目前体温平稳，乏力减轻，余无不适。

舌象：舌红，苔根淡黄腻。

脉象：右脉反关，左脉滑略数。

体格检查：颈部淋巴结已无肿大。

治法：证治同前。

用方：青蒿鳖甲汤加减。

处方：菊花 10g，金银花 10g，牛蒡子 10g，枳壳 10g，黄芩 10g，生知母 10g，炒栀子 10g，黄连 6g，板蓝根 30g，草河车 20g，元参 15g，赤芍 10g，丹皮 10g，夏枯草 10g，浙贝母 10g，白薇 10g，连翘 10g，银柴胡 10g，麦冬 15g，蝉蜕 6g，桑叶 10g，辛夷 10g，藿香 10g。7 剂，水煎服，日 1 剂，早晚饭后半小时温服。

【继承人按语】

患者舌苔有些湿腻，故加藿香 10g，芳香化浊。继续巩固疗效。

复诊记录 7　2009 年 3 月 6 日

体温平稳，精神较前好转。近日居家周围感冒人员普遍增多。患者也自觉咽喉干燥疼痛，时有鼻塞，大便干燥。目前患者明显感觉感冒次数较前减少，且患病后容易痊愈。

舌象：舌红，苔根淡黄腻。

脉象：右脉反关，左脉弦滑。

体格检查：扁桃体Ⅰ度肿大。颈淋巴结不大。

治法：证治同前。

用方：青蒿鳖甲汤加减。

处方：菊花 10g，金银花 10g，牛蒡子 10g，枳壳 10g，黄芩 10g，生知母 10g，炒栀子 10g，黄连 6g，板蓝根 30g，草河车 20g，元参 15g，赤芍 10g，丹皮 10g，夏枯草 10g，浙贝母 10g，白薇 10g，连翘 10g，银柴胡 10g，麦冬 15g，蝉蜕 6g，桑叶 10g，辛夷 10g，大黄炭 6g，僵蚕 10g。7 剂，水煎服，日 1 剂，早晚饭后半小时温服。

【继承人按语】

患者扁桃体肿大，大便干燥，故上方去藿香，加入僵蚕 10g，散结消肿；加军炭 6g，以凉血泻火通便。服 7 剂，巩固疗效。

复诊记录 8　2009 年 3 月 20 日

上周感冒，发热两天，最高体温 37.3℃，服感冒清热冲剂好转。现体温正常，咽喉疼痛，余无不适。

舌象：舌红，苔根淡黄腻。

脉象：右脉反关，左脉弦滑。

体格检查：咽红，扁桃体Ⅰ度肿大。右侧颈淋巴结肿大。

治法：证治同前。

用方：青蒿鳖甲汤加减。

处方：菊花 10g，金银花 10g，牛蒡子 10g，枳壳 10g，黄芩 10g，生知母 10g，炒栀子 10g，黄连 6g，

板蓝根 30g，草河车 20g，元参 15g，赤芍 10g，丹皮
10g，夏枯草 10g，浙贝母 10g，白薇 10g，连翘 10g，
银柴胡 10g，麦冬 15g，蝉蜕 6g，桑叶 10g，辛夷 10g，
僵蚕 10g，生石膏 15g。7 剂，水煎服，日 1 剂，早晚
饭后半小时温服。

【继承人按语】

患者大便正常，处方去军炭。上周感冒发烧，刚
刚病情好转，故加入生石膏 15g，加强清热之功，防
止病情反复。服 7 剂，巩固疗效。

复诊记录 9　2009 年 3 月 27 日

体温平稳。现偶有喷嚏，大便稀，日一次，纳食不多。
上周感冒，发热两天，最高体温 37.3℃，服感冒清热
冲剂好转。现体温正常，咽喉疼痛，余无不适。

舌象：舌尖红，苔淡黄腻。

脉象：右脉反关，左滑略数。

体格检查：右侧颈淋巴结肿大。

治法：证治同前。

用方：青蒿鳖甲汤加减。

处方：菊花 10g，金银花 10g，牛蒡子 10g，枳壳
10g，黄芩 10g，生知母 10g，炒栀子 10g，黄连 6g，
板蓝根 30g，草河车 20g，元参 15g，赤芍 10g，丹皮
10g，夏枯草 10g，浙贝母 10g，白薇 10g，连翘 10g，

银柴胡 10g，麦冬 15g，蝉蜕 6g，桑叶 10g，辛夷 10g，僵蚕 10g，生石膏 15g。7 剂，水煎服，日 1 剂，早晚饭后半小时温服。

【继承人按语】

上方减麦冬，加茯苓 10g，藿香 10g。患者大便稀，故减麦冬，加茯苓；纳食不多，加入藿香芳香化湿开胃。服 7 剂，巩固疗效。

复诊记录 10　　2009 年 4 月 3 日

体温平稳。患者精神较前好转。感冒次数减少。现劳累后咽部不适，无鼻塞。余无不适。

舌象：舌尖红，苔淡黄腻。

脉象：右脉反关，左弦细滑。

体格检查：咽部暗红，右侧颈淋巴结缩小。

治法：证治同前。

用方：青蒿鳖甲汤加减。

处方：菊花 10g，金银花 10g，牛蒡子 10g，枳壳 10g，黄芩 10g，生知母 10g，炒栀子 10g，黄连 6g，板蓝根 30g，草河车 20g，元参 15g，赤芍 10g，丹皮 10g，夏枯草 10g，浙贝母 10g，白薇 10g，连翘 10g，银柴胡 10g，麦冬 15g，蝉蜕 6g，桑叶 10g，辛夷 10g，僵蚕 10g，生地黄 15g。7 剂，水煎服，日 1 剂，早晚饭后半小时温服。

【继承人按语】

上方减生石膏，加生地黄 15g，滋阴清热凉血。

患者体温恢复正常已三个半月，颈部淋巴结缩小，抵抗力增加，感冒次数减少。周老建议，服 7 剂中药后，即可停药。停药后注意预防外感，以防复发。

小儿、成人均可见到低烧，周老认为比较常见的低烧原因有：湿热、滞热、阴虚、瘀血、邪伏膜原证、肝郁化火、毒热不净等。低烧的原因可以复杂，也可以简单，关键要抓住诊断辨证的要点。本例患者虽然低烧时间长，但病因比较简单，其特点是高热以后低热不退，本身从病史来看就是一种余毒不净的性质。通过检查发现，患者咽红，扁桃体Ⅰ度肿大，充血，基本肯定是属于毒热不净。该患者邪气较为深入，深入阴分，故治疗应重用清热解毒，结合通常治疗扁桃腺炎的方法，重用板蓝根、草河车、元参、生地黄、赤芍、丹皮、黄芩、知母清热解毒。邪伏阴分要凉血，用赤芍、丹皮；清阴分热的药，如银柴胡、白薇；透邪，用北柴胡、青蒿等。此时不用薄荷、芥穗之类，因为薄荷、芥穗不能解除阴分热邪。全方治疗中心是清热解毒，配伍清阴分热邪之品。辨证分析正确，用药力度够强，则体温恢复迅速。

老师评阅意见

此为一长期低热病例，从其发病经过以及检查所见来看，辨证为毒热不尽、深入阴分较为合理，后从治疗结果证实，这一辨证是正确的。李明老师对此例的总结，能够密切遵循这一证型的辨证与治疗规律的脉络，甚好。但在面对低热两年的病例，在辨证与西医诊断治疗用方方面，有待进一步深入分析的必要：

1. 为何排除低热由结核病引起？该病例有结核史，低热与淋巴结肿均可由结核引起。

2. 治疗用方，不能认为是"青蒿鳖甲汤加减"。青蒿鳖甲汤主要功用是入阴透邪，而此例所用之方重在清热解毒、清阴分热，功用迥然不同；况且只用青蒿并未用鳖甲，故不能称为青蒿鳖甲汤加减。实际是我的自制方，惜无方名，如能冠以方名便于使用，我想将其称为"解毒透邪汤"为好。

周耀庭

2009 年 2 月 6 日

肺热外感，余热不净

初诊记录　2009 年 7 月 24 日

张某，女，22 岁。

主诉：低热 2 个月 20 天。

现病史：患者 2009 年 5 月 4 日开始无明显诱因低热，每日早、中、晚体温均有升高，最高 37.5℃。伴有咽喉不利，从发热开始音哑，不咳嗽，无咽喉疼痛。平素无汗，容易心烦急躁，多梦，手足心热，饮水一般。5年前曾低热37.3℃，服中药痊愈。曾在协和医院、301医院检查，无明确诊断。曾服甲硝唑、异烟肼、利复星1个月，无明显好转。亦服中药，体温也没有下降趋势。低热前患有感冒，不太严重。

舌象：舌尖红，舌苔淡黄。

脉象：脉弦细滑。

既往史：否认传染病史。胃下垂1年。

过敏史：否认药物、食物过敏史。

体格检查：咽红，咽部滤泡增生，双侧颈部淋巴结轻度增大。

实验室检查：EB病毒抗体（+）。IgG - VCA（+）。IgM - VCA（+）。肺部CT无结核灶。游离甲状腺素正常。抗核抗体（-）。血沉正常。结核菌素试验（+）。

西医诊断：不明原因低热。

中医诊断：发热。

辨证：肺热外感，余热不净。

治法：清泻肺热，解毒透邪。

用方：解毒透邪方加减。

处方：蝉蜕6g，桑叶10g，青蒿10g，北柴胡10g，苦桔梗6g，生甘草6g，黄芩10g，知母10g，元参15g，生地黄15g，板蓝根30g，草河车15g，赤芍

10g，丹皮 10g，银柴胡 10g，白薇 10g。7 剂，水煎服，日 1 剂，早晚饭后半小时温服。

医嘱：忌食辛辣、温补之品，尤其是羊肉、红枣之类。饭后半小时服药。

【继承人按语】

患者低热已经 2 个月零 20 天，虽经中西医治疗，病情不见好转。因 8 周后准备赴英国剑桥大学留学，故请求周老务必 8 周之内将体温控制，否则要耽误行程。

周老认为，患者低热之前曾患感冒，且咽喉疼痛、音哑，咽红，颈部淋巴结肿大，说明患者以前感冒治疗不彻底所致，中医辨证肺热外感，余热不净。治疗清泻肺热，解毒透邪，方用解毒透邪方加减。

蝉蜕、桑叶、黄芩、知母，清泻肺热。板蓝根、草河车、苦桔梗、生甘草，解毒利咽。青蒿、北柴胡、元参、生地黄、赤芍、丹皮、银柴胡、白薇，凉血养阴透邪。

复诊记录 1　2009 年 7 月 31 日

药后早晚发热退至正常，早晨体温 36.5℃，夜里体温 36.8℃。下午四五点至晚上七八点体温升高，本周体温最高 37.3℃。平素易患咽炎。劳累后体温上升。

舌象：舌尖红，苔淡黄腻。咽红。

脉象：脉滑。

辨证：毒热不净，邪伏阴分。

立法：清热解毒，凉血透邪。

用方：解毒透邪方加减。

处方：蝉蜕 6g，桑叶 10g，青蒿 10g，北柴胡 10g，苦桔梗 6g，生甘草 6g，黄芩 10g，知母 10g，元参 15g，生地黄 15g，板蓝根 30g，草河车 15g，赤芍 10g，丹皮 10g，银柴胡 10g，白薇 10g，炒栀子 10g，黄连 3g，地骨皮 10g。7 剂，水煎服，日 1 剂，早晚饭后半小时温服。

医嘱：注意休息，忌食辛辣、温补之品。

【继承人按语】

处方为 2009 年 7 月 24 日方加入炒栀子 10g，黄连 3g，地骨皮 10g 而成。

7 服药后，初见成果。体温已有下降趋势。故加入炒栀子、黄连、地骨皮，增强处方清热之功。

复诊记录 2   2009 年 8 月 7 日

体温逐渐下降。4 天前感冒，鼻塞，咽喉疼痛，自服感冒清热冲剂，稍有好转。现咽喉痒，咳嗽。本周体温最高 37.1℃。二便正常，药后矢气多且臭。平素易患咽炎。

舌象：舌质红，苔黄腻。

脉象：脉弦滑。

检查：颈淋巴结肿大。咽红。

治法：证治同前。

用方：解毒透邪方加减。

处方：蝉蜕 6g，桑叶 10g，青蒿 10g，北柴胡 10g，苦桔梗 6g，生甘草 6g，黄芩 10g，知母 10g，元参 15g，生地黄 15g，板蓝根 30g，草河车 20g，赤芍 10g，丹皮 10g，银柴胡 10g，白薇 10g，炒栀子 10g，黄连 3g，地骨皮 10g，麦冬 15g，干青果 6g，炙枇杷叶 10g，儿茶 1.5g，辛夷 10g。7 剂，水煎服，日 1 剂，早晚饭后半小时温服。

【继承人按语】

处方为 2009 年 7 月 31 日方加入麦冬 15g，干青果 6g，炙枇杷叶 10g，儿茶 1.5g，辛夷 10g，草河车增至 20g 而成。

因患者近日感冒，喷嚏频发，故加辛夷；咽喉不利，加麦冬、干青果、炙枇杷叶、儿茶，以利咽。

复诊记录 3　2009 年 8 月 14 日

感冒愈。午后 1 ~ 3 点，晚上 7 ~ 8 点体温上升。本周最高体温 37.1℃，近 2 日体温最高 37℃。本周自觉胃脘不适，好似胃下垂复发，二便正常。

舌象：舌尖红，苔黄腻。

脉象：脉滑。

检查：咽红。颈部淋巴结稍大。

治法：证治同前。

用方：解毒透邪方加减。

处方：蝉蜕 6g，桑叶 10g，青蒿 10g，北柴胡 10g，苦桔梗 6g，生甘草 6g，黄芩 10g，知母 10g，元参 15g，生地黄 15g，板蓝根 30g，草河车 20g，赤芍 10g，丹皮 10g，银柴胡 10g，白薇 10g，炒栀子 10g，砂仁 6g，地骨皮 10g，麦冬 15g，干青果 6g，炙枇杷叶 10g，儿茶 1.5g，辛夷 10g。8 剂，水煎服，日 1 剂，早晚饭后半小时温服。

医嘱：注意休息，忌食辛辣、温补之品。

【继承人按语】

处方为 2009 年 8 月 7 日方去黄连，加入砂仁 6g 而成。

患者胃脘不适，故去黄连，加入砂仁，以和胃气。

复诊记录 4　2009 年 8 月 21 日

本周最高体温 37℃，手足心热，二便正常。偶鼻塞。

舌象：舌尖红，苔根淡黄腻。

脉象：脉弦细滑。

检查：咽微红。颈部淋巴结较前缩小。

化验：EB 病毒抗体升高。

治法：证治同前。

用方：解毒透邪方加减。

处方：蝉蜕 6g，桑叶 10g，青蒿 10g，北柴胡 10g，苦桔梗 6g，生甘草 6g，黄芩 10g，知母 10g，元参 15g，生地黄 15g，板蓝根 30g，草河车 20g，赤芍 10g，丹皮 10g，银柴胡 10g，白薇 10g，炒栀子 10g，砂仁 6g，地骨皮 10g，麦冬 15g，干青果 6g，炙枇杷叶 10g，儿茶 1.5g，辛夷 10g。8 剂，水煎服，日 1 剂，早晚饭后半小时温服。

医嘱：注意休息，忌食辛辣、温补之品。

【继承人按语】
效不更方，继服 8 剂。以巩固疗效。

复诊记录 5　2009 年 8 月 28 日
8 月 25 日因外出办理有关出国手续事宜，劳累后出现一次体温 37.3℃，余均 37℃以下。胃脘不适已愈。现鼻塞，咽痛，手足心热，二便正常。

舌象：舌尖红，苔淡黄。

脉象：脉细滑。

检查：咽充血明显。颈部淋巴结较前缩小。

化验：EB 病毒抗体升高。

治法：证治同前。

用方：解毒透邪方加减。

处方：蝉蜕 6g，桑叶 10g，青蒿 10g，北柴胡 10g，苦桔梗 6g，生甘草 6g，黄芩 10g，知母 10g，元

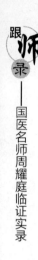

参 15g，生地黄 15g，板蓝根 30g，草河车 20g，赤芍 10g，丹皮 10g，银柴胡 10g，白薇 10g，炒栀子 10g，砂仁 6g，地骨皮 10g，麦冬 15g，干青果 6g，炙枇杷叶 10g，儿茶 1.5g，辛夷 10g。10 剂，水煎服，日 1 剂，早晚饭后半小时温服。

医嘱：注意休息，忌食辛辣、温补之品。

【继承人按语】

效不更方，继服 10 剂。以巩固疗效。

复诊记录 6　2009 年 9 月 11 日

近两周体温平稳，外出山西后 37.1℃、37.2℃、37.3℃各 1 次，余均 37℃以下。鼻塞、胃脘不适已愈，手足心热好转，偶心烦急躁。

舌象：舌淡红，苔黄腻。

脉象：脉细滑。

检查：咽充血明显。颈部淋巴结较前缩小。

治法：证治同前。

用方：解毒透邪方加减。

处方：蝉蜕 6g，桑叶 10g，青蒿 10g，北柴胡 10g，苦桔梗 6g，生甘草 6g，黄芩 10g，知母 10g，元参 15g，生地黄 15g，板蓝根 30g，草河车 20g，赤芍 10g，丹皮 10g，银柴胡 10g，白薇 10g，炒栀子 10g，砂仁 6g，地骨皮 10g，麦冬 15g，干青果 6g，炙枇杷叶 10g, 儿茶 1.5g, 辛夷 6g, 法半夏 9g。7剂, 水煎服, 日 1剂, 早晚饭后半小时温服。

医嘱: 注意休息, 忌食辛辣、温补之品

另配丸药方: 蝉蜕 15g, 桑叶 20g, 青蒿 20g, 北柴胡 20g, 苦桔梗 15g, 生甘草 15g, 黄芩 20g, 知母 20g, 元参 30g, 生地黄 30g, 板蓝根 60g, 草河车 50g, 赤芍 30g, 丹皮 30g, 银柴胡 20g, 白薇 20g, 炒栀子 20g, 砂仁 15g, 地骨皮 20g, 麦冬 30g, 干青果 15g, 炙枇杷叶 30g, 儿茶 10g, 辛夷 15g, 法半夏 20g, 菊花 15g。上共为细末, 炼蜜为丸, 丸重 10g, 每服 1丸, 日 2次。

【继承人按语】

鼻塞已愈, 故辛夷减至 6g。加入法半夏以和胃降逆, 巩固疗效。服汤药 7剂。

患者体温基本平稳, 因准备出国留学, 不能继续服用汤剂, 故配成蜜丸, 带走服用, 以巩固疗效。

临床常见部分病人在患某些急性感染病(如细菌、病毒及其他病原微生物等感染)治愈后, 仍遗留以低热为主要表现的一组症状, 其低热持续时间长, 实验室检查多无阳性体征, 抗生素治疗不能奏效, 西医疗效欠佳, 久治不愈。周老根据大量的临床实践与观察, 认为"余毒不净"在长期发热中有着重要地位。现仅就周老在运用"余毒不净"理论，解决长期发热方面的经验与创见，加以总结讨论。

1. 余毒形成的原因：周老认为，本病多因患有感染性疾病病史，或因病重，或因治疗不及时而迁延日久，或因治疗不彻底，致使患者体内留有余毒，余毒邪气深入阴分而形成。

2. 辨证要点，临床特点：周老指出，本病证属毒热不净，邪在阴分。对此证的辨证，注意以下三点：

（1）病史。患者有感染病史，一般有高热的过程，经中西医治疗后高热已退，邪气大势虽去但余邪留恋。

（2）体征。绝大多数在上呼吸道可发现病灶（如扁桃体肥大、颈淋巴结肿大等）。

（3）邪伏阴分。体温下午或晚上升高；手足心热。

周老强调，对本病的认识要从规律上去分析，不要从寻找典型的症状上去。典型症状比较少见，容易漏诊。

3. 治疗方法：根据此证的性质与特点，治疗的原则是清热解毒，凉血透邪。

4. 常用处方：解毒透邪方（周老经验方）。

青蒿 10g，北柴胡 10g，牛蒡子 10g，枳壳 10g，黄芩 10g，炒栀子 10g，黄连 6g，板蓝根 30g，草河车 20g，元参 15g，赤芍 10g，丹皮 10g，夏枯草 10g，浙贝母 10g，地骨皮 10g，白薇 10g。

5.用药特色

（1）解毒力猛，量要大。一般治疗余邪，清热解毒药无需重药猛攻，但鉴于以上因素，邪气深入而顽固，需重用解毒药，板蓝根用至30g。

（2）应用透解阴分的药物。此型病人，毒热潜伏较深，已及阴分（营血），且余邪与气血相搏结，用一般的清热方法难以除之，故治以清热解毒外还需凉血透邪。因邪气深伏阴分，故用凉血、清阴分热的药物，如赤芍、丹皮、元参、生地黄、地骨皮、白薇。且用北柴胡枢转少阳以透邪，青蒿透阴分邪气外出，而不用薄荷、芥穗等过于轻浅的卫分药来透邪外出。

老师评阅意见

对长期低热的治疗是内、儿科难题之一。多数长期低热病例，未能得出明确的西医诊断，因而西医治疗棘手。中医治疗长期低热存在一定优势，但由于导致低热的因素不一，症状隐匿，临床辨证治疗亦非易事。李明老师总结的，为一"毒热不尽"型病例，经一个半月治疗基本痊愈。此总结客观详尽，通过这一总结，对该类型低热，可得到较深刻认识。此型低热的提出和治法系我首创，总结较好，反映了我的思路。

周耀庭

2010年1月30日

毒热不净，邪伏阴分

初诊记录　2009 年 10 月 13 日

王某，女，33 岁。

主诉：低热 3 个月。

现病史：2009 年春节开始反复感冒。2009 年 7 月 11 日开始低热，每天早晨、晚上体温正常，午后升高，最高体温至 37.5℃。平素脾气急躁，夜间多梦，周身窜痛。皮肤偶有红疹。

舌象：舌质淡红，苔根部淡黄腻，前部少苔。

脉象：脉弦细滑。

既往史：否认传染病史。

过敏史：否认药物、食物过敏史。

体格检查：咽微红，颈部淋巴结轻度肿大。

中医诊断：发热。

西医诊断：低热待查。

辨证：毒热不净，邪伏阴分。

治法：清热解毒，凉血透邪。

用方：解毒透邪方加减。

处方：青蒿 10g，北柴胡 10g，黄芩 10g，知母 10g，板蓝根 30g，草河车 20g，赤芍 10g，丹皮 10g，连翘 15g，浙贝母 10g，白薇 10g，银柴胡 10g，地骨皮 10g，土贝母 10g，白鲜皮 10g，地肤子 10g。7 剂，水煎服，日 1 剂，早晚饭后半小时温服。

医嘱：注意休息，避免感冒。

【继承人按语】

患者反复感冒之后出现低热，说明感冒治疗不彻底，提示毒热不净。检查咽红，颈部淋巴结肿大，也说明体内有余热，舌脉支持。低热 3 个月，毒热日久，深入阴分，舌苔前部少苔，说明阴液已伤。治疗清热解毒，凉血透邪。方用解毒透邪方加减。

病因毒热不净，故方中选用大量清热解毒之品，黄芩、知母、板蓝根、草河车以清热解毒利咽；因邪已深入阴分，故选用赤芍、丹皮凉血活血，地骨皮、白薇、银柴胡、青蒿、北柴胡清透阴分热邪；连翘、浙贝、土贝母清热散结消肿，有助于颈部肿大淋巴结消散；白鲜皮、地肤子治疗皮肤红疹。

复诊记录 1　2009 年 10 月 27 日

患者服上药 7 剂后，体温恢复正常，故自行按原方又抓 7 剂，共服上方 14 剂。

服药期间，前 8 天体温已退至正常，后因感冒体温升高，最高体温未超过 37.1℃，咳嗽，鼻塞，咽痒。

舌象：舌淡红，苔根淡黄腻。

脉象：脉浮滑略数。

检查：颌下淋巴结肿大。

治法：证治同前。

用方：解毒透邪方加减。

处方：蝉蜕 6g，桑叶 10g，辛夷 10g，菊花 6g，北柴胡 10g，黄芩 10g，生知母 10g，牛蒡子 10g，板蓝根 30g，草河车 20g，金银花 10g，连翘 15g，赤芍 10g，丹皮 10g，浙贝母 10g，土贝母 10g，白薇 10g，银柴胡 10g，白鲜皮 10g，地肤子 10g，元参 15g，秦艽 10g。20 剂，水煎服，日 1 剂，早晚饭后半小时温服。

医嘱：注意休息，避免感冒，调理情志。

【继承人按语】

处方为 2009 年 10 月 13 日方去青蒿、地骨皮，加入蝉蜕 6g，桑叶 10g，辛夷 10g，菊花 6g，牛蒡子 10g，金银花 10g，元参 15g，秦艽 10g 而成。

前者一剂药后体温即恢复正常，说明辨证准确，用药恰当，故疗效显著。因患者复感，故体温有所升高。治疗原则不变。

低热体温下降，故去青蒿、地骨皮，减少清退虚热的用药。近日感冒，加入蝉蜕、桑叶、辛夷、菊花、牛蒡子、金银花、元参宣肺利咽。周身窜痛为外感风邪，痹阻经络所致，加入秦艽以解表清热祛风通络。

复诊记录 2　2009 年 11 月 17 日

近 10 余日体温正常平稳。现多梦，周身窜痛。

舌象：舌淡红，苔根淡黄腻中等厚。

脉象：脉弦细。

体格检查：咽微红。颈淋巴结轻度肿大，腹股沟淋巴结肿大。

治法：证治同前。

用方：解毒透邪方加减。

处方：蝉蜕 6g，桑叶 10g，辛夷 10g，菊花 6g，北柴胡 10g，黄芩 10g，生知母 10g，牛蒡子 10g，板蓝根 30g，草河车 20g，金银花 10g，连翘 15g，赤芍 10g，丹皮 10g，浙贝母 10g，土贝母 10g，白薇 10g，银柴胡 10g，白鲜皮 10g，地肤子 10g，元参 15g，秦艽 10g，川楝子 10g，广郁金 10g，夏枯草 10g。14 剂，水煎服，日 1 剂，早晚饭后半小时温服。

医嘱：注意休息，避免感冒，调理情志。

【继承人按语】

患者脾气急躁，多梦，周老认为肝火扰心所致，故加入川楝子、广郁金、夏枯草疏肝解郁清热，夏枯草还可软坚散结，治疗淋巴结肿大。

患者体温平稳。故治疗原则不变。清热解毒，凉血透邪稳定体温为主；宣肺利咽，预防感冒为辅；再佐助疏肝解郁之品以缓解急躁、多梦。巩固疗效，予服 14 剂。

感冒看似小病，但如果治疗不彻底，也会出现像

长期低热

85

本例患者一样反复感冒，导致低热3个月不退的情况，提示我们作为一名医务工作者责任重大，一方面临床治疗感冒要彻底，另一方面要对病人进行医学常识普及工作。

老师评阅意见

长期低热临床较为常见，但却是治疗棘手的难题之一。导致长期低热的原因较多。临证如能正确把握病机，正确治疗，亦常能发挥良好效果。此总结能较好地阐明"毒热不尽"型低热的原理、辨证要点以及治疗方法，甚好。此证用药与青蒿鳖甲汤貌似，易为混淆，实则治疗此证与青蒿鳖甲汤证出入较大，病机也有有较大区别。虽然方中应用青蒿、知母、丹皮等味，而重心在于重用解毒，况且亦未用鳖甲，故不能认为是青蒿鳖甲汤加减。在临床长期低热病例亦较为常见，然而其辨证治疗的难度，并不比辨治长期高热容易。我们不能一遇低热，不先详察病情而辄用青蒿鳖甲汤治疗。要知青蒿鳖甲汤只适用于"虚多邪少，邪伏阴分"之证，不能治疗所有低热。当前由于抗生素耐药现象日趋严重，因治疗不彻底，类似本例的余毒不尽，邪伏阴分的病例，甚为多见。其治疗关键不在滋阴，而在于清除深伏之热毒之邪。这一点在临床须特别注意。

周耀庭

2010年2月6日

湿热毒未净，邪伏阴分

初诊记录　2010 年 3 月 26 日

陈某，女，34 岁。

主诉：低热 20 余日。

现病史：患者 20 多天前无明显诱因体温开始升高。一般在 37.2℃ ~ 37.5℃。初起无高热，现自觉疲乏、头晕沉，无鼻塞，无喷嚏，咽喉稍有不适，舌尖红，淡黄厚腻苔，脉细滑。1 周前单位组织体检，查出：肺小血管瘤，泌尿系感染。

既往史：无。

过敏史：无。

体格检查：咽红。双颈、颌下淋巴结无肿大。

辅助检查：尿常规检查（−）。

中医诊断：发热。

辨证：湿热毒未净，邪伏阴分。

西医诊断：低热待查。

治法：清热利湿解毒，凉血透邪。

处方：青蒿 10g，北柴胡 10g，辛夷 10g，菊花 10g，牛蒡子 10g，黄芩 10g，生知母 10g，板蓝根 30g，草河车 20g，赤芍 10g，丹皮 10g，茵陈 15g，连翘 15g，滑石（包）10g，青黛（包）10g，白薇 10g，银柴胡 10g。21 剂，水煎服，日 1 剂，早晚饭后半小时温服。

【继承者按语】

咽喉为肺胃之门户。患者咽喉不利，查看咽部，发现咽红明显，表明肺胃余毒不净；苔腻且厚，加之1周前曾患泌尿系感染，表明患者体内还有余湿；低热已20余日，推测邪已入阴分。故诊断为湿热毒未净，邪伏阴分。

湿热毒虽为余邪不净，但它是本病发病的根本原因，故治疗以清热利湿解毒为主。因病已日久，邪气深入，故采用凉血透邪之法。

青蒿、北柴胡二药辛味，透邪外出。但不是所有辛味药均可治疗本病。周老多次强调，薄荷、芥穗亦为辛味，二者透邪部位过于轻浅，多用于治疗邪在卫分之时，本方用之并不合适。北柴胡作用：①枢转少阳以透邪；②退热作用较好。青蒿作用：①具有透阴分邪气外出之功；②芳香化湿；③清热。故二药配伍，清透余热之力较强。患者咽喉不利、咽红，表明肺胃热毒蕴积日久，此为罪魁祸首，非重拳严打不能解决问题，故方中配伍大量解毒药物，辛夷、菊花、牛蒡子、黄芩、知母、板蓝根、草河车，尤其是板蓝根用30g，草河车用20g，必须重用。因邪已深入阴分，血亦属阴分，故本病会导致血分亦有热，故用芍药、丹皮凉血。选用白薇、银柴胡透阴分热邪外出。余湿未尽，故配茵陈、滑石、青黛、连翘以清热利湿。以上诸药配伍，共同起到清热利湿解毒、凉血透邪之功效。

复诊记录 1   2010 年 4 月 16 日

患者 7 剂药后，体温即降至正常。咽微红，舌质红，淡黄腻苔，脉沉细弱。

证治同前。上方加石菖蒲 10g。21 剂，水煎服，日 1 剂，早晚饭后半小时温服。

【继承者按语】

服药后：①体温降至正常；②腻苔厚度减轻；③咽红强度减轻；④精神状态好转。

药后体温已经平稳，说明辨证准确。治法、用药配伍精当，故治疗方针不变。患者睡眠不佳，故增加石菖蒲，祛湿、理气、开窍，巩固疗效。

复诊记录 2   2010 年 5 月 7 日

患者体温平稳，无不适。因体检查出肺小血管瘤，要求周老用药时给予考虑。舌尖红，淡黄腻薄苔，脉弦细。

证治同前。上方加藿香 10g，茯苓 10g，水红花子 10g，茜草 10g。21 剂，水煎服，日 1 剂，早晚饭后半小时温服。

【继承者按语】

患者目前处于巩固阶段。舌苔尚腻，表明体内仍有余湿，故酌加藿香、茯苓以祛余湿。针对肺血管瘤，酌加水红花子、茜草以化瘀散结，缓消瘤体。周老强调，低热属较为顽固疾病，不可过早停药，故此次处方中仍以清热利湿解毒、凉血透邪为主，化瘀散结为辅。

老师评阅意见

此例为长期低热病例。长期低热的复杂的程度，尤胜于长期高热，是公认的临床难题。面对此类病例，必须详察病史，认真分析病因病机，予以针对性治疗。一定要避免概念化，一听是长期低热，辄用青蒿鳖甲汤一方。青蒿鳖甲汤虽为治疗余热未净的名方，但面对复杂的低热病例，有所宜有不所宜。李明老师此总结甚详，首先对此例湿热毒未净、邪伏阴分的病因病机予以准确分析，其次对治疗原理、方药配伍、获效原理等，一一予以详解，眉目清晰，深得我意。

周耀庭

2010 年 6 月 2 日

湿热毒不净，邪伏阴分

初诊记录　2010 年 1 月 5 日

陈某，男，12 岁。

主诉：低热 2 月余。

现病史：患者于 2009 年 10 月 23 日高热 3

天，体温最高40℃，后经静点抗生素，体温降至37.6℃～37.7℃则不再下降。曾在北京儿童医院住院，经全面检查，阳性体征为：抗"O"156IU/L（＜115IU/L）；偶有房性早搏。其余均为正常范围。现患者体温37.6℃～37.7℃,大关节疼痛,胸闷,患者平素身体较好，不易发烧、不易感冒，纳食尚可，二便正常，不怕冷，舌尖红，淡黄腻苔满布，脉弦滑。

体格检查：咽红，扁桃体Ⅰ度肿大，双侧颈部淋巴结轻度肿大。

中医诊断：发热。

西医诊断：发热待查。

辨证：湿热毒不净，邪伏阴分。

治法：清热利湿解毒，凉血透邪。

处方：青蒿10g，北柴胡10g，秦艽10g，牛蒡子10g,黄芩10g,知母10g,炒栀子6g,茵陈15g,滑石（包）10g，青黛（包）10g，连翘15g，生地黄10g，玄参10g，赤芍10g，丹皮10g，白薇10g，浙贝10g，板蓝根30g，草河车30g。7剂，水煎服，日1剂，早晚饭后半小时温服。

经过6周共4次诊疗，患者体温降至正常，并且未再复发。

【继承者按语】

总结该患者辨治过程，有如下体会：

1. 辨证依据

（1）患者低热之前曾有高热 40℃ 病史，说明有毒热不净的可能。

（2）患者大关节疼痛，抗"O"升高，表明体内有风湿之邪。

（3）咽红，扁桃体 I 度肿大，支持毒热不净，还有淋巴结肿大亦支持。

（4）舌苔是淡黄腻满布，表明湿热之邪较盛。

（5）低热 37.6℃ ~ 37.7℃ 已两月余，曾住院静点抗生素治疗无效，说明病较顽固。

综上考虑，本病为湿热毒不净，邪伏阴分。其湿热毒邪比较重。

2. 治疗用药配伍

6 周治疗期间，常用以下药物进行加减化裁：

（1）毒热不净：常用桔梗、生甘草、牛蒡子、玄参、炒栀子、黄芩、知母、板蓝根、草河车等。其中板蓝根与草河车要重用，用量通常为 30g。毒热重者配伍寒水石,甚则使用人工牛黄,以加强解毒清热之力。

（2）湿热：常用茵陈、连翘、滑石、青黛等清利湿热。

（3）凉血透邪：常用生地黄、赤芍、丹皮、白薇、地骨皮、银柴胡、功劳叶、青蒿、北柴胡等清热凉血透邪。

（4）关节疼痛：常用秦艽、威灵仙、防风等药散风通络。

（5）加强祛湿之力：常用白豆蔻、淡豆豉、石菖蒲等药。

3. 守方：由于患者湿热毒邪较重，患病日久，故用药剂4周患者体温没有变化。尽管期间患者其他症状有很大改善，但患者及其家属非常着急。但周老认为辨证没有问题，治疗方针不要改变，一定要能守方。经过6周的治疗，患者体温下降至正常，并一直保持平稳，未再升高。

老师评阅意见

此又一例长期低热达两月余。根据发病经过，临床特点以及检查所见，辨证为湿热毒未净、邪伏阴分。遂以清热解毒、化湿透邪法，兼以凉血清阴分之法。治疗4周，临床病状明显改善而低热未退。详察病情，证型未变，故坚持原法，共治6周而愈，说明守方的重要性。李明老师对此例总结甚详，分析符合我意。

周耀庭

2010 年 6 月 10 日

周期性发热（肝郁化火型）

初诊记录　2009年9月18日

陈某，女，58岁。

主诉：周期性发热6年。

现病史：周期性发烧6年，与季节无关。每隔20～50日发热1次，每次持续时间为7～10天。体温最高38.2℃，一般37.5℃。发热时乏力，纳呆，手心热，白细胞总数正常，中性偏高。发热时躯干皮肤自下向上发红，伴有呃逆，容易引发癫痫小发作。末次发热时间为8月20日。平素不易感冒，性格急躁，多梦，咽干，汗少，头胀。

舌象：舌质暗淡，淡黄腻苔。

脉象：脉弦细。

既往史：1997年（47岁）曾癫痫小发作。胆囊结石。胆囊息肉。阵发性心动过速。否认传染病史。

过敏史：否认药物、食物过敏史。

体格检查：颈部淋巴结无肿大。

检查：每年检查两次脑电图，结果提示为临界状态或中度。

中医诊断：发热。

西医诊断：发热待查。

辨证：肝郁化火，肝肾阴虚，肝风内动。

治法：疏肝解郁，清热降火，平肝息风。

用方：柴胡疏肝散、青蒿鳖甲汤、秦艽鳖甲散加减。

处方：北柴胡10g，青蒿10g，秦艽10g，川楝子10g，郁金10g，香附10g，黄芩10g，生知母10g，黄连6g，生地黄15g，丹皮10g，鳖甲10g，地骨皮10g，白薇10g，银柴胡10g，旋覆花10g，代赭石20g，钩藤10g，僵蚕10g，紫贝齿20g。7剂，水煎服，日1剂，早晚饭后半小时温服。

医嘱：忌劳累，调情志，少辛辣。

【继承人按语】

该患者患病日久、临床症状表现较多，但周老认为疾病的主要原因与肝有关，主要是肝阴虚、肝火旺、肝风动所致。患者58岁，平素手足心热，说明肝肾阴虚。阴虚则生内热。患者平素性格急躁，肝火内盛，一方面可以导致发热，另一方面肝火日久，也伤阴液，加重肝肾阴虚。由于肝火内盛，肝肾阴虚，导致肝风内动，故出现癫痫发作。因此周老对该患者辨证为肝郁化火，肝肾阴虚，肝风内动；治以疏肝解郁，清热降火，平肝息风。

方中柴胡、川楝子、郁金、香附，疏肝解郁；旋覆花、代赭石、钩藤、僵蚕、紫贝齿，平肝降逆息风；黄芩、生知母、黄连，清热降火；生地黄、丹皮、青蒿、鳖甲、秦艽，养阴透热；地骨皮、银柴胡、白薇，加强清退虚热之力。本方由柴胡疏肝散、青蒿鳖甲汤、秦艽鳖甲散三方加减化裁，并增加平肝降逆息风之品，共奏疏肝解郁，清热降火，平肝息风之功。

复诊记录 1　2009 年 9 月 25 日

服药期间体温正常。药后阵热减轻，身体轻快，现自觉手心热，身体怕热，大便每日 3~4 次。

舌象：舌质淡红，舌苔中部淡黄。

脉象：脉沉弦细。

检查：咽微红。

治法：证治同前。

用方：柴胡疏肝散、青蒿鳖甲汤、秦艽鳖甲散加减。

处方：北柴胡 10g，青蒿 10g，秦艽 10g，川楝子 10g，郁金 10g，香附 10g，黄芩 10g，生知母 10g，黄连 6g，生地黄 15g，丹皮 10g，鳖甲 10g，地骨皮 10g，白薇 10g，银柴胡 10g，旋覆花 10g，代赭石 20g，钩藤 10g，僵蚕 10g，紫贝齿 20g，茯苓 10g，莲子 10g。14 剂，水煎服，日 1 剂，早晚饭后半小时温服。

医嘱：忌劳累，调情志，少辛辣。

【继承人按语】

本次处方为 2009 年 9 月 18 日方加入茯苓 10g，莲子 10g 而成。

患者服药 7 剂后，初见成果。体温未升高，诸症减轻。唯大便次数较多，故加入茯苓 10g，莲子 10g，以健脾利湿止泻。

复诊记录 2　2009 年 10 月 9 日

目前已有 40 余日体温未升高。心烦急躁，胸闷纳呆，多梦阵热等减轻，二便正常。

舌象：舌质红，舌苔淡黄腻。

脉象：脉弦细滑。

检查：咽红。

治法：证治同前。

用方：柴胡疏肝散、青蒿鳖甲汤、秦艽鳖甲散加减。

处方：北柴胡 10g，青蒿 10g，秦艽 10g，川楝子 10g，郁金 10g，香附 10g，黄芩 10g，黄连 6g，生地黄 15g，丹皮 10g，茵陈 15g，地骨皮 10g，白薇 10g，银柴胡 10g，旋覆花 10g，代赭石 20g，钩藤 10g，僵蚕 10g，紫贝齿 20g，茯苓 10g，泽泻 10g，炒栀子 6g。20 剂，水煎服，日 1 剂，早晚饭后半小时温服。

医嘱：忌劳累，调情志，少辛辣。

【继承人按语】

本次处方为 2009 年 9 月 25 日方减去鳖甲、莲子，加入茵陈 15g，泽泻 10g，炒栀子 6g 而成。

患者现舌苔较黄腻，说明体内有湿热，故减养阴清热之鳖甲，防止滋阴妨碍体内湿邪的祛除；加入茵陈、泽泻、炒栀子，增强清热祛湿之功。药后大便次数已转为正常，故去莲子。服 7 剂巩固疗效。

复诊记录 3　2009 年 10 月 16 日

目前已有 50 余日体温未升高。诸症减轻，二便正常。

舌象：舌淡红，舌苔根部淡黄。

脉象：脉细滑。

检查：咽微红。

治法：证治同前。

用方：柴胡疏肝散、青蒿鳖甲汤、秦艽鳖甲散加减。

处方：北柴胡 10g，青蒿 10g，秦艽 10g，川楝子 10g，郁金 10g，香附 10g，黄芩 10g，生知母 10g，黄连 6g，生地黄 15g，丹皮 10g，茵陈 15g，地骨皮 10g，白薇 10g，银柴胡 10g，旋覆花 10g，代赭石 20g，钩藤 10g，僵蚕 10g，紫贝齿 20g，茯苓 10g，泽泻 10g，炒栀子 6g。7 剂，水煎服，日 1 剂，早晚饭后半小时温服。

医嘱：忌劳累，调情志，少辛辣。

【继承人按语】

本次处方为 2009 年 10 月 9 日方减去生知母，加入青皮 10g，陈皮 10g，瓜蒌 20g 而成。

患者肝郁日久，气郁化火，一方面火邪煎熬体内阴液成痰，另一方面肝郁导致脾虚，体内有水湿内停，患者舌苔较黄腻，说明体内有湿热。故上方祛滋阴清热的知母，防止滋阴妨碍体内湿邪的祛除；加入青皮、陈皮，既可调理肝脾之气，又可祛湿；瓜蒌清热化痰。

患者受长期发热困扰，虽经多方治疗，仍未见好转。此次应外甥女邀请来京旅游，慕名前来就诊。经周老精心诊治，调理4次体温恢复正常，未见升高，身体状况明显好转，夫妇二人庆幸之余，表示万分感谢，结束在京旅游，带药20剂回家调养，巩固疗效。

老师评阅意见

此病例为一长期周期性发热，然而综观整个病情，症状多样，情况较为复杂。在临床上不少病例，症状繁复，看似属于不同病种，但如果运用中医的病因病机加以全面分析，常可发现诸多症状看似不同，实际上是由同一病机所致，这样治疗也就抓住了根本。李明老师对此病例的总结，突出了"同一病机，多种表现"这一特点，甚好。当然，与此同时也必须注意到，在一个病人身上，也存在病机各不相同的多种病证的情况，也不可不知。

周耀庭

2010 年 2 月 6 日

暑湿发热

初诊记录　2008 年 7 月 25 日

白某，男，37 岁。

主诉：发热 3 天，最高 39.2℃。

现病史：患者 3 天前开始发热，体温下午有升高之势，最高 39.2℃。曾去医院静点抗生素体温不降，怕冷，打嗝，身痛，无汗，偶咳，大便 3 日未行。平素喜冷饮。

舌象：舌质暗红，苔淡黄腻。

脉象：脉浮弦滑略数。

既往史：否认传染病史。

过敏史：否认药物、食物过敏史。

体格检查：心肺（ - ），腹平软，肝脾（ - ）。咽红。

实验室检查：血常规：WBC 1.02×10^9/L，N70%。

中医诊断：发热。

西医诊断：上呼吸道感染。

辨证：外感暑湿，兼感风寒。

治法：清暑化湿，散寒透表。

用方：新加香薷饮加减。

处方：藿香 10g，薄荷 10g，香薷 10g，北柴胡 10g，金银花 15g，连翘 15g，生石膏（先煎）30g，滑石（先煎）10g，厚朴 10g，法半夏 10g，黄芩 10g，黄连 6g，石菖蒲 10g，淡豆豉 10g，茯苓 10g，竹叶 10g，羚羊角粉（分冲）1.2g。4剂，水煎服，日 1 剂，早晚饭后半小时温服。

医嘱：少食冷饮，不可直接吹空调。

【继承人按语】

证候分析：发热、怕冷、身痛、无汗、脉浮为感受风寒之邪所致。初诊之时，正值暑湿季节，怕冷、身痛、无汗、苔腻、脉浮弦滑与感受暑湿之邪密切相关。发热、咽红、苔黄、舌红、脉数为内热的表现。综合以上分析，本病辨证应为外感暑湿，兼感风寒。故治疗应为清暑化湿，散寒透表。新加香薷饮主治暑温初起，复感风寒之证，故本患者用新加香薷饮加减进行治疗。

方义分析：藿香、薄荷、香薷，清暑解表。金银花、连翘，清热解毒。滑石、茯苓、竹叶，清热利湿，给暑湿热之邪以出路。厚朴、法半夏、黄芩、黄连，辛开苦降和胃降逆，治疗胃脘不适、频频打嗝之症，且4药还可燥湿。石菖蒲、淡豆豉，芳香化湿。北柴胡、生石膏、羚羊角粉，加强清热退烧作用。诸药配伍，共奏清暑化湿，散寒透表之功，使暑湿得祛，风寒得解，则体温下降，疾病痊愈。

暑湿发热

复诊记录 1　2008 年 8 月 15 日

服药 1 剂，体温恢复正常，大便日 1 行，咽痛无，偶有身痛。

舌象：舌质淡红，苔黄腻。

脉象：脉细滑。

辨证：暑湿外感，余邪未清。

治法：清热祛暑，透解余邪。

用方：新加香薷饮加减。

处方：藿香 10g，佩兰 10g，薄荷 10g，香薷 6g，黄芩 10g，生石膏（先煎）15g，寒水石（先煎）15g，黄连 6g，滑石（包）10g，厚朴 10g，茯苓 10g，法半夏 10g，金银花 15g，连翘 15g，竹叶 6g，防风 6g。5 剂，水煎服，日 1 剂，早晚饭后半小时温服。

医嘱：药后身体无不适，可不用再来。

【继承人按语】

本次处方为 2008 年 7 月 25 日方去北柴胡、羚羊角粉、石菖蒲、淡豆豉，生石膏用量减半，加入佩兰 10g，寒水石 15g，防风 6g 而成。

服药 1 剂体温即恢复正常，可谓覆杯而愈的效果。故上方去北柴胡、羚羊角粉，并将生石膏 30g 减至 15g，以减轻方中解表清热退热之力。暑湿也已祛大半，故去石菖蒲、淡豆豉。加入佩兰、寒水石、防风，清热祛暑，透解余邪。服 5 剂，巩固疗效。

　　本例患者临床表现与单纯外感风寒表证有诸多相似之处，极易混淆，在辨证时特别要注意以下几点：

　　1. 外感风寒之邪可以导致患者怕冷、身痛、无汗；湿为阴邪，外感湿邪也会导致患者怕冷、身痛、无汗。因此单凭怕冷、身痛、无汗的症状，不能诊断是感受风寒之邪还是风湿之邪。

　　2. 叶天士提出温病诊断"必验之于舌"，本例患者舌苔腻表明有湿邪存在。

　　3. 季节气候是我们诊断时必须要考虑的内容之一。

老师评阅意见

　　此例暑湿外感，临床湿与热并存。辨证要点之一是区分寒与湿。寒与湿均属阴邪，二者致病在症状表现上有诸多相似之处，但治法出入较大。故区分寒与湿是关键之一。李明老师对此做了系统而有重点的分析，观点较为准确。确实舌诊是鉴别寒与湿的关键。但适当须注意到季节不同、精神状态、脾胃症状等，从多方面判断则更好。

　　　　　　　　　　　　　　　　　　周耀庭

　　　　　　　　　　　　　　　2010 年 2 月 6 日

暑湿发热

肺胃蕴热型发热

初诊记录　　2010 年 1 月 6 日

黄某，男，4 岁。

主诉：咳嗽 1 个月，发热 2 日。

现病史：患者咳嗽 1 个月，近 2 天开始发热，每日下午 4 ～ 5 点体温逐渐升高，最高达 38.5℃，至次日早晨 8 ～ 9 点体温退至正常。现咳嗽，早晚有痰，鼻塞流涕，近 1 周食欲不佳，大便 2 日 1 行。平素睡觉露睛，易腹痛，磨牙。

舌象：舌质红，舌苔黄厚。

脉象：脉细滑略数。

既往史：无。

过敏史：无。

体格检查：咽红。

中医诊断：咳嗽。

西医诊断：上呼吸道感染。

辨证：肺胃蕴热，宿食停滞，兼感外邪。

治法：清泻肺胃，消食导滞，宣肺止嗽。

处方：炙麻黄 1.5g，射干 6g，辛夷 6g，菊花 6g，黄芩 6g，知母 6g，板蓝根 15g，草河车 15g，连翘 10g，焦四仙 20g，元参 10g，炒栀子 6g，干青果

6g，炙枇杷叶 10g，枳壳 6g，生石膏（先煎）15g，羚羊角粉（分冲）0.6g。5 剂，水煎服，日 1 剂，早晚饭后半小时温服。

医嘱：禁食生冷油腻，饮食选温软易消化食物。

【继承人按语】

发热、咳嗽、咽红、大便干为肺胃蕴热；鼻塞咳嗽为兼感外邪；平素睡觉露睛，易腹痛，磨牙为宿食停滞。故辨证为肺胃蕴热，宿食停滞，兼感外邪，治以清泻肺胃，消食导滞，宣肺止嗽之法。黄芩、知母、生石膏清泻肺胃，板蓝根、草河车、元参、炒栀子、干青果、炙枇杷叶、连翘解毒利咽，炙麻黄、射干宣肺止嗽，辛夷、菊花清肺利窍，焦四仙、枳壳消积导滞，羚羊角粉加强解毒退热之功。

在清泻肺胃、消食导滞的基础上，方中配伍凉血解毒、平肝息风的羚羊角粉。全方退热效果明显。周老临床治疗小儿外感发热体温较高者经常使用。

复诊记录 1　2009 年 1 月 10 日

上方服药 1 剂体温即退至正常。2 剂咳嗽减轻，食欲转佳。目前皮肤少量干性湿疹。

舌象：舌质淡红，舌苔淡黄。

脉象：脉滑。

治法：证治同前

处方：炙麻黄 1.5g，射干 6g，辛夷 6g，黄芩 6g，知母 6g，板蓝根 15g，连翘 10g，焦四仙 20g，元参 10g，麦冬 10g，炒栀子 6g，干青果 6g，炙枇杷叶 10g，防风 6g，白鲜皮 10g。5 剂，水煎服，日 1 剂，早晚饭后半小时温服。

医嘱：禁食生冷油腻，饮食选温软易消化食物。

【继承人按语】

本次处方为 2010 年 1 月 6 日方去菊花、草河车、枳壳、生石膏、羚羊角粉，加入防风 6g，白鲜皮 10g 而成。

药后症状大减，故处方药味适当减少。留辛夷去菊花，留板蓝根去草河车，留焦四仙去枳壳，留黄芩、知母去生石膏，患儿发热已退，故减去羚羊角粉。患儿皮肤少量干性湿疹，是为湿热内蕴，外感风邪所致，故加入防风、白鲜皮，以散风清热祛湿。

复诊记录 2 　 2009 年 1 月 17 日

体温平稳，咳嗽已愈，纳食增加，大便 2 日 1 行，皮肤湿疹好转。

舌象：舌质淡红，舌苔黄腻厚。

脉象：脉细滑。

检查：咽微红。

治法：证治同前。

处方：蝉蜕 6g，桑叶 10g，牛蒡子 6g，苦桔梗

6g，生甘草 6g，黄芩 6g，知母 6g，板蓝根 15g，草河车 15g，连翘 10g，浙贝 6g，枳壳 6g，焦四仙 20g，莱菔子 10g，桑白皮 10g，炙枇杷叶 10g，熟大黄 3g，白鲜皮 10g，地肤子 6g。7 剂，水煎服，日 1 剂，早晚饭后半小时温服。

医嘱：禁食生冷油腻，饮食选温软易消化食物。

【继承人按语】

本次处方为 2009 年 1 月 10 日方去炙麻黄、射干、辛夷、元参、麦冬、干青果、炒栀子、防风，加入蝉蜕、桑叶、牛蒡子、苦桔梗、生甘草、草河车、浙贝、桑白皮、炙枇杷叶、莱菔子、枳壳、地肤子而成。

感冒、咳嗽已愈，故去炙麻黄、射干、辛夷、元参、麦冬、干青果、炒栀子。加入蝉蜕、桑叶、牛蒡子、苦桔梗、生甘草、草河车、浙贝、桑白皮、炙枇杷叶，用以清透余邪，清热化痰，宣肺利咽。加入莱菔子、枳壳，与焦四仙配伍，消食导滞。去防风，加地肤子，与白鲜皮配伍，祛除皮肤风湿，治疗湿疹，巩固疗效。疾病痊愈，巩固疗效，予 7 剂。

咳嗽、发热是小儿的常见病，有时疾病比较顽固。临床发现许多患儿虽经口服消炎药甚或静点消炎药治疗，病情仍不见好转的情况。周老治疗该病有非常好的疗效，退热效果尤为突出，一般退烧时间均在 3 天以内。

周老认为辨证是关键。患儿感受外邪是风寒、风热、暑湿？小儿患病多有兼夹，是夹食、夹痰、夹惊？辨证准确，治疗才有针对性，疗效才能显著。对于小儿外感病的治疗尤其要注意兼夹证，如果忽略了，疗效很难提升。用药配伍方面，本例处方在清泻肺胃、消食导滞、宣肺止嗽的基础上，加入了羚羊角粉，这味药在方中起到了关键性的作用，一方面退热作用大大增强了，另一方面可以防止小儿高热惊厥。羚羊角粉，一般4岁以下患儿每日用量0.3g，6～12岁儿童每日用量0.6g。

老师评阅意见

此例系一咳嗽发热患儿，发热较高，咽红，乃外感夹滞、食痰上泛，同时有脾胃蕴热。治疗需同时兼顾。此总结较准确地明确病情性质以及治疗重点。而且注意到以上二者虽属两种情况，但在辨证治疗时必须是相互联系，浑然一体，才能获得良好的效果。甚好。另外，此类病例，临床除发热以外，还有舌苔厚腻、腹胀、食欲不振等脾胃症状，这些症状容易与湿热相混淆。二者如何鉴别，是临床需要注意之处。根据我经验，可以从以下几方面加以鉴别：①发病季节：湿病多发于夏暑长夏季节，而食滞不限于季节；②从病史看，食滞有饮食不节病史，而湿热有受暑感湿病史；③从症状看，湿热常致精神困倦乏力，而食滞多有烦躁不安现象、呕吐不化食物等。

周耀庭

2010 年 2 月 6 日

感冒发热

初诊记录　2009 年 9 月 11 日

张某，女，3 岁 6 个月。

主诉：发热 14 小时。

现病史：患者昨晚发热 37.4℃，今晨仍热，伴颈部淋巴结压痛，头痛头晕，呕吐，咳嗽不重，喷嚏，烦躁，哭闹，患儿精神萎靡。近日饮食较好，大便干燥。

舌象：舌淡红，舌苔淡黄厚。

脉象：脉细滑。

既往史：无。

过敏史：无。

体格检查：咽红，腹部较胀。神经系统检查：颈部无抵抗，克氏征（－）。

实验室检查：（－）。

中医诊断：感冒。

西医诊断：上呼吸道感染。

辨证：外感夹滞（宿食停滞，兼感外邪）。

治法：清热导滞，散风透邪。

用方：银翘散、白虎汤、橘皮竹茹汤加减。

处方：芥穗（后下）6g，薄荷（后下）5g，桑叶10g，杏仁 6g，黄芩 6g，知母 6g，焦三仙 15g，焦槟榔 6g，金银花 10g，连翘 10g，生石膏（先煎）15g，橘皮 10g，竹茹 10g，法半夏 6g，竹叶 6g，熟大黄 3g，羚羊角粉（分冲）0.3g。3 剂，水煎服，日 1 剂，早中晚饭后半小时温服。

医嘱：禁食生冷油腻，饮食选温软易消化食物；若体温超过 38.5℃，需服用退烧药；若病情有变化，及时到医院就诊。

【继承人按语】

患儿就诊时精神萎靡，烦躁哭闹，患儿家长说这种现象以前从未发生过，非常担心，怕有意外发生。

周老说，小儿对于发热有很好的耐受性，发热 38℃一般也不影响玩耍。此患儿发热，伴有呕吐，精神萎靡，一定要引起我们的注意。首先要排除流行性脑脊髓膜炎和中毒性痢疾。周老对患儿进行体检发现：咽红，腹部较胀；神经系统检查见患儿颈部较软，无抵抗，克氏征（－）。通过检查，未发现脑膜刺激征，基本可以排除流行性脑脊髓炎等中枢神经感染的可能性。当时发病季节不是夏季，中毒性痢疾的可能性不是很大。因此周老认为，该患儿基本可以排除这两种病。那为什么患儿精神萎靡呢？主要是发热、呕吐所致。结合患儿腹部胀满，平素胃口较好的情况，得出呕吐的原因应该是停食着凉。

经过层层剥茧似的分析，使我的思路清晰了。周老辨证为外感夹滞，即宿食停滞，兼感外邪。治疗以清热导滞，调中止呕，散风透邪为法。方用银翘散、白虎汤、橘皮竹茹汤加减。芥穗、薄荷、桑叶、杏仁、金银花、连翘、竹叶，清热解毒，散风透邪；黄芩、知母、生石膏、羚羊角粉，清泻肺胃，清热退烧；焦四仙、熟大黄，消食导滞；橘皮、竹茹、法半夏，清热和胃止呕。

对于呕吐的患者，周老一定要嘱咐：①药要浓煎，量不可大；②服用方法要少量多次，当日喝完一剂即可。

周老对我说，如果诊断不清，一定要让患儿留院观察，要对病人负责。

开药3剂。周老嘱咐患儿家长，若病情有变化，及时到医院就诊。

3天后，患儿没有来复诊；1周后，患儿还是没有来。

2009年10月16日，患儿及其家长来了，高兴地对周老说：非常感谢您，上次发烧3剂药后所有症状都没有了。

周老经常教导我们，当今社会作为一名中医人，对西医一般的常识需要有所了解。他山之石可以攻玉，中西医关系亦正如此。我会朝此方向不断努力的。

老师评阅意见

小儿常有发病急、变化快的特点。此例外感夹滞，发热呕吐，精神不振。从以往经验中发现，小儿病例，因饮食不节引起呕吐，对小儿精神状况影响较大。面对此类患儿，须进行中西医两方面判断分析，以排除有潜在危险的病症，以免因漏诊而延误治疗。李明老师对此例的总结对于与那些有潜在危险病症的鉴别，分析甚详，并能做到中西兼顾，甚为可贵。

周耀庭

2010 年 2 月 3 日

反复感冒

初诊记录　2011年1月28日

段某，男，55岁。

主诉：反复感冒4个月。

现病史：2010年10月开始反复感冒，苦不堪言。患者平时非常注意保养，听说蜂胶能增加免疫力，为了身体健康，每天吃进口蜂胶2粒。为了增强体质，每天走步1小时。即便如此，患者身体状况没有丝毫好转迹象。后因身体极度不适，影响工作及生活，特意前往某大医院门诊看病，化验费花去600多元，化验结果无明显异常。接诊女医生对患者说，西医没有什么好办法，让其加强锻炼，并推荐其到北京中医医院特需门诊找周老看病。现患者反复感冒，且不易痊愈，曾输液1次。感冒后痰多，色黄质黏，平素怕热多汗，口中异味，口中黏，肛裂，痔疮，吃辣椒后便血，大便不干。舌质淡红，淡黄腻苔，脉弦细滑。

既往史：遗传性高血压。

过敏史：无。

体格检查：咽红明显。

辅助检查：L-C表型分析：CD4T细胞第二信号受体（CD28）表达比例减少，IgM0.43（0.6~2.5）AU/mL。

中医诊断：表虚证。

西医诊断：免疫力低下。

辨证：脾肺气虚，卫外不固，余邪未尽。

治法：清泻肺胃，宣肺透邪，益气固表。

处方： 蝉蜕 6g，桑叶 10g，牛蒡子 10g，桔梗 6g，生甘草 6g，生黄芪 20g，炒白术 10g，防风 6g，浮小麦 15g，黄芩 10g，知母 10g，金银花 15g，连翘 15g，板蓝根 15g，玄参 10g，麦冬 10g，全瓜蒌 15g，冬瓜子 10g，炙枇杷叶 10g，炒槐花 10g。14 剂，水煎服，日 1 剂，早晚饭后半小时温服。

医嘱：

1. 忌食辛辣食物。

2. 不可随便用补品。

3. 蜂胶停用，因为蜂胶有热的性质。

【继承人按语】

患者 14 剂药后没有再来。我想外地患者路途遥远不来复诊也属正常。但 2011 年 3 月 4 日一段姓患者就诊，自称是患者段某的弟弟，称其大哥服用周老药方效果非常好，所开药方一直服用至今，原来疲劳、乏力、反复感冒、免疫力低、精神萎靡等周身不适，药后逐渐改善，未再感冒，现在精神非常好，精力旺盛，当弟弟的自觉体力反不如其大哥。以前大哥曾服用多种高级补品，无明显改善。全家感慨，佩服周老技术精湛，称周老师为神医。此次慕名前来就诊。

患者段某疗效之所以如此显著，我反复思考后认为有如下原因：

1. 找出患者病因病机是治疗的关键：患者反复感冒，自认为是免疫力低下，导致身体虚弱的表现，故常购买各种保健品，服用各种补品以提高自己的免疫力。就诊时周老根据患者舌象、脉象，及咽部表现等，认为患者病情不单纯是虚证，而是虚实夹杂之证。虚是脾肺气虚，实是肺胃蕴热。患者虽然服用了大量的价格昂贵的补品，仍然不能缓解症状，关键是没有认识到体内还有实邪的一面。

2. 药物配伍合理是临床疗效的保障：患者有脾肺气虚的一面，也有肺胃蕴热的一面，若单纯补脾肺之气，则容易助热，若单纯清泻肺胃之热，又恐更伤脾肺，且脾肺气虚也容易外感，故治疗时扶正祛邪配伍使用。

方中蝉蜕、桑叶、牛蒡子、桔梗、生甘草宣肺利咽；黄芩、知母清泻肺热；金银花、连翘、板蓝根清热解毒；玄参、麦冬清热解毒利咽，全瓜蒌、冬瓜子清化热痰；炙枇杷叶清肺止咳；炒槐花凉血止血，照顾痔疮便血。以上为清泻肺胃，宣肺透邪的祛邪药物。生黄芪、炒白术、防风、浮小麦为玉屏风散的加强方，补益脾肺之气。为一组补益药物。两组药物配伍，则祛邪不伤正，补气不敛邪。

3.适当照顾兼症也是提高整体疗效的重要环节：患者素有痔疮，经常发作，偶有便血，让其心有忧虑，痛苦不堪，故方中加入一味槐花。槐花既可凉血止血治疗便血，又因其苦寒入大肠经，对肺热可起到缓解作用；同时照顾到患者脾肺气虚，选用比生槐花苦寒之性缓和的炒槐花，照顾全面。

老师评阅意见

此例因反复感冒4月余，久治无效，自服各种补品亦难获效，使患者苦不堪言。经我们详察病情，发现是一虚实夹杂的病例，即脾肺气虚，卫外不固，导致反复感冒；反复呼吸道感染又反过来进一步损伤正气。如此反复循环，无有终时。治疗当以扶正祛邪同时并举，才能有效治疗当前病证，切断上述"恶性循坏"，从而使病情得以从根本上控制。如此治疗的结果，获得了良好效果。该总结中，李明老师主要体会有三：①病因病机的正确把握是关键；②方药合理配伍是保障；③兼顾兼症亦为获效的重要环节，甚为正确。

周耀庭

2011 年 3 月 11 日

哮　喘

小儿哮喘

初诊记录　2009 年 10 月 14 日

刘某，男，3 岁 3 个月。

主诉：哮喘反复发作 1 年 4 个月。

现病史：2008 年 5 月北京儿童医院诊断为哮喘。今年已发作 4 次。本次发作于 3 天前开始，哮喘发作时发憋，口唇青紫，有痰，大便干，睡眠不安。曾使用舒尔宁、化痰药、静脉点滴消炎药，无明显改善。平素易出汗，手心热，食欲好。

舌象：舌质淡红，舌苔中部淡黄腻。

脉象：脉细滑。

既往史：湿疹。

体检：双肺听诊干啰音。

中医诊断：喘证。

西医诊断：哮喘。

辨证：宿食停滞，食痰上泛，外感风寒。

治法：消食导滞，宣肺散寒。

用方：散寒消食化痰平喘汤（周老自拟方）。

处方：炙麻黄 2g，射干 6g，辛夷 6g，菊花 6g，黄芩 6g，知母 6g，焦槟榔 6g，焦麦芽 6g，焦山楂 6g，细辛 3g，苏子 6g，莱菔子 10g，葶苈子 6g，五味子 10g，炙枇杷叶 10g，鱼腥草 10g。7 剂，水煎服，日 1 剂，早中晚饭后半小时温服。

医嘱：忌食辛辣、生冷、油腻。

【继承人按语】

周老认为，患儿素体脾胃消化不好，食积内停，滞热内盛，食痰上泛，抵抗力差，复感风寒致此病症。治疗要消食导滞与宣肺散寒配合。

复诊记录 1　2009 年 11 月 4 日

服上药后哮喘未发。现咳嗽，流鼻涕。

舌象：舌质淡红，舌苔淡黄腻。

脉象：脉浮滑略数。

检查：咽微红。

治法：证治同前。

用方：散寒消食化痰平喘汤。

处方：炙麻黄 2g，射干 6g，辛夷 6g，菊花 6g，黄芩 6g，知母 6g，焦槟榔 6g，焦麦芽 6g，焦山楂 6g，细辛 3g，苏子 6g，莱菔子 10g，葶苈子 6g，五味子 10g，炙枇杷叶 10g，鱼腥草 15g，枳壳 6g。14 剂，水煎服，日 1 剂，早中晚饭后半小时温服。

医嘱：忌食辛辣、生冷、油腻。

【继承人按语】

鱼腥草增至 15g，加入枳壳 6g，加强消食导滞，

哮
喘

清肺化痰之力。

复诊记录 2　2009 年 11 月 18 日

上周咳嗽加重，有痰，未喘，腹泻，手心热。

舌象：舌质淡红，苔淡黄不厚。

脉象：脉滑略数。

治法：证治同前。

用方：散寒消食化痰平喘汤。

处方：炙麻黄 2g，射干 6g，辛夷 6g，菊花 6g，黄芩 6g，知母 6g，焦槟榔 6g，焦麦芽 6g，焦山楂 6g，细辛 1.5g，苏子 6g，莱菔子 10g，葶苈子 6g，五味子 10g，炙枇杷叶 10g，法半夏 6g，茯苓 10g。14 剂，水煎服，日 1 剂，早中晚饭后半小时温服。

医嘱：忌食辛辣、生冷、油腻。

【继承人按语】

前方细辛减至 1.5g，去鱼腥草、枳壳，加法半夏 6g，茯苓 10g 而成本次处方。本次因患儿腹泻，故加入法半夏燥湿、茯苓利湿，共同起到祛湿止泻之功。

复诊记录 3　2009 年 12 月 2 日

服上药后，咳嗽轻，未喘。近日感冒。

舌象：舌质淡红，苔淡黄腻。

脉象：脉细滑略数。

治法：证治同前。

用方：散寒消食化痰平喘汤。

处方：炙麻黄 2g，射干 6g，辛夷 6g，菊花 6g，黄芩 6g，知母 6g，焦槟榔 6g，焦麦芽 6g，焦山楂 6g，细辛 2g，苏子 6g，莱菔子 10g，葶苈子 6g，五味子 10g，炙枇杷叶 10g，连翘 10g。14 剂，水煎服，日 1 剂，早中晚饭后半小时温服。

医嘱：忌食辛辣、生冷、油腻。

【继承人按语】

前方基础上将细辛增至 2g，减法半夏、茯苓，加连翘 10g。本次患儿感冒，加入连翘一方面治疗外感，另一方面治疗滞热。

复诊记录 4　2009 年 12 月 30 日

服上药后，病情稳定，未喘。食欲可，手心热。皮肤过敏性皮疹。

舌象：舌质淡红，苔淡黄腻。

脉象：脉细滑。

治法：证治同前。

用方：散寒消食化痰平喘汤。

处方：炙麻黄 2g，射干 6g，辛夷 6g，菊花 6g，黄芩 6g，知母 6g，焦槟榔 6g，焦麦芽 6g，焦山楂 6g，细辛 2g，苏子 6g，莱菔子 10g，葶苈子 6g，五味子 10g，炙枇杷叶 10g，连翘 10g，枳壳 6g，白鲜皮

10g，地肤子6g，皂角刺3g，生地黄10g。14剂，水煎服，日1剂，早中晚饭后半小时温服。

医嘱：忌食辛辣、生冷、油腻。饭后半小时服药。

【继承人按语】

前方基础上加枳壳6g，生地黄10g，白鲜皮10g，地肤子6g，皂角刺3g。

患儿手心热为滞热内盛的表现，故加入枳壳、生地黄；皮肤过敏性皮疹，是因风湿热所致，故加入白鲜皮、地肤子、皂角刺以散风利湿，清热止痒消疹。

本例患儿在北京儿童医院诊断为哮喘已1年余。周老认为，哮喘的患者多为体内有痰饮内伏，故疾病迁延日久不愈；又因外感风寒，寒邪闭肺，而诱发喘憋发作。内外合邪，则来势较急，去势较缓，疾病缠绵。对于患儿年龄在3～4岁或以下的，周老认为其体内的痰饮为食痰，即小儿或因食欲好，饮食过多，嗜食肥甘厚味，日久生积成痰；或因小儿过食生冷，导致脾胃虚弱，不能运化水谷，生积成痰。所以对于该患儿的辨证为宿食停滞，食痰上泛，外感风寒。治疗以消食导滞，宣肺散寒为法。

1.常用处方方义分析：炙麻黄、射干、细辛宣肺散寒，治疗外寒闭肺；辛夷、菊花、黄芩、知母、炙枇杷叶清泻肺热，治疗积滞化热；焦槟榔、焦麦芽、焦山楂、苏子、莱菔子、葶苈子消食导滞，治疗食痰上泛；五味子酸敛气阴，与炙麻黄、射干、细辛辛散药配伍，宣散收敛结合，宣肺散寒而不伤气阴，酸敛收涩而不敛邪气，共同起到止嗽定喘之功。此方为周老治疗宿食停滞，食痰上泛，外感风寒之常用经验方。

2.常用加减药物：急性发作，肺部听诊有干啰音者，加鱼腥草以清肺化痰。积滞较重者，加枳壳以理气消积。积滞化热者，加连翘、地骨皮以清泻滞热，或加生地黄以清心除烦。痰多者，加法半夏以和胃降逆化痰。大便较稀者，加茯苓以健脾利湿止泻。兼有外感轻者加连翘，既可解表，又可解毒，还可清泻滞热。

3.医嘱：周老临床治疗哮喘患者，单纯使用中药治疗效果迅速，缓解症状疗效肯定。对于诊断为哮喘的患者，一般要求在病情已稳定、哮喘不发作后，仍坚持服药3个月至半年以巩固疗效，并达到根治的目的。

老师评阅意见

小儿哮喘多因食痰兼外感风寒所致。与成人相较，外感内痰或外感内饮总病机基本相同，然其内痰多为食痰为异。此总结明确地指出了儿科哮喘的这一特点；并且对食痰的形成原因做了具体的描述，即积滞生痰以及积滞致虚，脾弱生痰。故对小儿哮喘的治疗，尤其需要兼顾脾胃，为儿科治喘的要诀。

周耀庭

2010年2月8日

哮喘

支气管哮喘

初诊记录　2011年2月9日

李某，男，4岁。

主诉：（过敏性）哮喘1年。

现病史：近1年发热咳嗽后诱发哮喘，现感凉后即诱发哮喘咳嗽，鼻塞，打喷嚏，流黄涕，纳食不佳，大便秘结成球，舌尖红，舌苔淡黄腻，脉细滑。

既往史：易感体质。

体格检查：咽红。

中医诊断：哮证。

西医诊断：过敏性哮喘。

辨证：宿食停滞，食痰上泛，外感风寒。

治法：消食导滞，宣肺化痰，散寒定喘。

处方：散寒消食化痰平喘汤（周老自拟方）。

炙麻黄2g，杏仁6g，辛夷6g，菊花6g，苍耳子6g，黄芩6g，知母6g，焦四仙20g，细辛2g，鱼腥草10g，苏子6g，莱菔子10g，葶苈子6g，五味子10g，炙枇杷叶10g，郁李仁15g。7剂，水煎服，日1剂，早中晚饭后半小时温服。

【继承人按语】

小儿支气管哮喘，周老认为多因脾胃虚弱，消化不好，导致宿有食积内停，食痰内伏，外感风寒，导致食痰上犯，肺气上逆而发哮喘。治疗应消食导滞，宣肺化痰，散寒定喘。

麻黄、细辛宣肺散寒定喘，杏仁、枇杷叶降肺气，宣降合用，重新恢复肺的宣发肃降功能。五味子敛肺，防止宣散太过耗伤肺气。焦四仙消食导滞，合苏子、莱菔子、葶苈子有消食化痰之功；且三子更有降气平喘之力；食痰是在积滞的基础上产生，积滞容易化热，黄芩、知母清泻肺热，亦清滞热。辛夷、菊花、苍耳子宣肺利鼻窍；鱼腥草清热解毒，清化热痰。全方配伍，宣肺、降气、消食导滞，兼以敛肺，散不伤正，敛不留邪，共奏消食导滞化痰、宣肺散寒定喘之功。本方中药物皆为周老治疗小儿支气管哮喘常用配伍。

复诊记录1　2011年2月16日

药后咳嗽、鼻塞、喷嚏均减轻，晨起四五点钟偶有腹痛，大便2日1次，舌尖红，舌苔淡黄腻，脉细滑。

治法：证治同前。

处方：散寒消食化痰平喘汤。

炙麻黄2g，杏仁6g，辛夷6g，菊花6g，苍耳子6g，黄芩6g，知母6g，焦四仙20g，细辛2g，鱼腥草10g，苏子6g，莱菔子10g，葶苈子6g，五味子10g，炙枇杷叶10g，郁李仁15g，川椒3g，元胡6g，乌梅6g。7剂，水煎服，日1剂，早中晚饭后半小时温服。

【继承人按语】

前方基础上加入川椒 3g，元胡 6g，乌梅 6g。

患儿腹痛，多为虫积腹痛，故加川椒、元胡、乌梅安蛔杀虫止痛。

复诊记录 2　2011 年 2 月 23 日

以前感冒则必诱发哮喘，近日感冒但哮喘未发，无喷嚏，无鼻塞。本周腹痛未发作。大便不干，咽微红，舌尖红，舌苔淡黄腻，脉细滑。

治法：证治同前。

处方：散寒消食化痰平喘汤。

炙麻黄 2g，杏仁 6g，辛夷 6g，菊花 6g，苍耳子 6g，黄芩 6g，知母 6g，焦四仙 20g，细辛 2g，鱼腥草 10g，苏子 6g，莱菔子 10g，葶苈子 6g，五味子 10g，炙枇杷叶 10g，郁李仁 15g。14 剂，水煎服，日 1 剂，早中晚饭后半小时温服。

【继承人按语】

前方基础上去川椒、元胡、乌梅。

腹痛好转，故减去安蛔杀虫止痛的川椒、元胡、乌梅。

复诊记录 3　2011 年 3 月 9 日

昨天感冒，干咳无痰，夜间发烧，体温最高 39℃，未喘。咽红，舌质红，根部淡黄腻苔，脉细滑略数。

治法：证治同前。

处方：散寒消食化痰平喘汤。

炙麻黄 2g，杏仁 6g，辛夷 6g，菊花 6g，苍耳子 6g，黄芩 6g，知母 6g，焦四仙 20g，细辛 2g，鱼腥草 10g，苏子 6g，莱菔子 10g，葶苈子 6g，五味子 10g，炙枇杷叶 10g，郁李仁 15g，生石膏（先煎）15g，连翘 10g，羚羊角粉（分冲）0.3g。7 剂，水煎服，日 1 剂，早中晚饭后半小时温服。

【继承人按语】

前方加生石膏（先煎）15g，连翘 10g，羚羊角粉（分冲）0.3g。

现感冒发热，证属肺胃热盛，故加生石膏、连翘、羚羊角粉，与原方中黄芩、知母配伍，共同起到清泻肺胃之功。

复诊记录 4　2011 年 3 月 16 日

感冒愈，体温正常。现睡后偶有轻咳，白天有少量痰，咽微红，舌质淡红，根部淡黄腻，脉细滑。

治法：证治同前。

处方：散寒消食化痰平喘汤。

炙麻黄 2g，杏仁 6g，辛夷 6g，菊花 6g，苍耳子 6g，黄芩 6g，知母 6g，焦四仙 20g，细辛 2g，鱼腥草 10g，苏子 6g，莱菔子 10g，葶苈子 6g，五味子 10g，炙枇杷叶 10g，郁李仁 15g，连翘 10g。7 剂。水煎服，日 1 剂，早中晚饭后半小时温服。

【继承人按语】

前方去生石膏、羚羊角粉。

发热已退，故去生石膏、羚羊角粉，保留连翘清解余热。

复诊记录 5　2011 年 3 月 23 日

未喘，咳嗽减轻，口干，大便干，2 日 1 行，咽微红，舌淡红，苔淡黄腻，脉细滑。

治法：证治同前。

处方：散寒消食化痰平喘汤。

炙麻黄 2g，杏仁 6g，辛夷 6g，菊花 6g，苍耳子 6g，黄芩 6g，知母 6g，焦四仙 20g，细辛 2g，鱼腥草 10g，苏子 6g，莱菔子 10g，葶苈子 6g，五味子 10g，炙枇杷叶 10g，郁李仁 15g，连翘 10g，熟大黄 3g。7 剂。水煎服，日 1 剂，早中晚饭后半小时温服。

【继承人按语】

前方加熟大黄 3g。"肺与大肠相表里"，保持大便通畅有利于哮喘的康复。现大便干，2 日 1 行，故前方加熟大黄。

复诊记录6　2011年3月30日

未喘，偶咳，大便干，1日或2日1次，咽红，舌质淡红，根部淡黄腻苔，脉细滑略数。

治法：证治同前。

处方：散寒消食化痰平喘汤。

炙麻黄2g，杏仁6g，辛夷6g，菊花6g，苍耳子6g，黄芩6g，知母6g，焦四仙20g，细辛2g，鱼腥草10g，苏子6g，莱菔子10g，葶苈子6g，五味子10g，炙枇杷叶10g，郁李仁15g，连翘10g，熟大黄3g，板蓝根10g，炒栀子6g，玄参10g。14剂，水煎服，日1剂，早中晚饭后半小时温服。

【继承人按语】

前方加板蓝根10g，炒栀子6g，玄参10g。

咽红，用清热利咽药板蓝根、炒栀子、玄参。

患儿家长反映，以前每遇感冒则诱发哮喘发作，咳嗽严重，服六七种止咳喘药物仍不能控制。自从服用周老中药，其他药物已停，虽有感冒而喘未发，咳嗽亦很少发作，病情稳定。周老嘱咐，本病较为顽固，须坚持服药半年才可停药。

周老认为哮喘一病，其病机多为体内素有痰饮，外感风寒之邪所致。根据年龄不同，患者痰饮产生的原因也有很大差别。对于幼小儿患者来说，其痰饮多为食痰，或因患儿脾胃虚弱，消化不好；或因饮食自倍，肠胃乃伤等原因，导致食痰内伏；在食痰内伏的基础上，又外感风寒，导致食痰上犯，肺气上逆而发哮喘。因此本病的治疗方法是消食导滞，宣肺化痰，散寒定喘。其基本方为：炙麻黄、杏仁、辛夷、菊花、黄芩、知母、苏子、莱菔子、葶苈子、细辛、炙枇杷叶、焦四仙。本例患儿即用此方为基础，效果显著。

老师评阅意见

支气管哮喘是内、儿科常见病，也是内、儿科难治性病症之一。小儿哮喘症状表现常与成人哮喘相近，然而在病因病机上，有其自身的特点。故在中医治疗此病时，须要把握好各自的病因病机特点，才能获良效。李明老师关于此例小儿哮喘病例的总结，把握了儿科哮喘的病机特点，即多数婴幼儿哮喘，其病因病机是食痰上泛、外感风寒，并详细分析了制方用药的原则与方法，甚合我意。

周耀庭

2011 年 6 月 22 日

咳嗽变异性哮喘

初诊记录 2011 年 1 月 26 日

池某，男，29 岁。

主诉：咳嗽 5 年。

现病史：患者 5 年前外感后即咳嗽不止，多为刺激性干咳，夜间咳嗽较为频繁，时轻时重，常因感冒、冷空气、灰尘、油烟等诱发或者加重咳嗽，严重时呼吸困难，白痰，常因咳嗽导致喑哑，晨起恶心。舌质淡红，舌苔淡黄腻，脉弦细滑。

既往史：慢性胃炎史。情绪容易波动。慢性咽炎史。

体格检查：咽红。

辅助检查：无。

中医诊断：咳嗽。

西医诊断：咳嗽变异性哮喘。

辨证：痰热郁肺，外感风寒，肺气上逆。

治法：清热化痰，宣肺散寒，降气平逆。

处方：炙麻黄 3g，射干 10g，桔梗 6g，生甘草 6g，黄芩 10g，知母 10g，炒栀子 10g，玄参 15g，麦冬 15g，全瓜蒌 20g，海浮石 15g，生蛤壳 15g，青黛（包）10g，草河车 15g，干青果 6g，炙枇杷叶 10g，儿茶 3g，牛蒡子 10g，板蓝根 15g，细辛 3g，旋覆花 10g，代赭石 30g。14 剂，水煎服，日 1 剂，早中晚饭后半小时温服。

复诊记录 1　2011 年 2 月 9 日

药后咳嗽减轻，仍有白痰，夜间睡时干咳，晨起恶心，偶有白痰，喑哑，早晚遇冷或油烟刺激后易发作，咽红，舌质淡红，舌苔淡黄腻，脉弦细滑。

处方：炙麻黄 3g，射干 10g，桔梗 6g，生甘草 6g，黄芩 10g，知母 10g，炒栀子 10g，玄参 15g，麦冬 15g，全瓜蒌 20g，海浮石 15g，生蛤壳 15g，青黛（包）10g，草河车 15g，干青果 6g，炙枇杷叶 10g，儿茶 3g，牛蒡子 10g，板蓝根 15g，细辛 3g，旋覆花 10g，代赭石 30g，金果榄 10g。14 剂，水煎服，日 1 剂，早中晚饭后半小时温服。

【继承人按语】

患者咽红、喑哑、咽痒，故加金果榄以清热利咽，加强止咳之功。服 14 剂巩固疗效。

复诊记录 2　2011 年 2 月 23 日

药后咳嗽减轻，阵咳时间缩短，白痰，早晚重，晨起恶心，欲吐，有酸水，胃不胀，大便稀，咽红，舌质淡红，舌苔淡黄腻，脉弦细滑。

处方：炙麻黄 3g，射干 10g，桔梗 6g，生甘草 6g，黄芩 10g，知母 10g，炒栀子 10g，玄参 15g，麦冬 15g，全瓜蒌 20g，海浮石 15g，生蛤壳 15g，青黛（包）10g，草河车 15g，干青果 6g，炙枇杷叶 10g，儿茶 3g，牛蒡子 10g，板蓝根 15g，细辛 3g，旋覆花 10g，代赭石 30g，金果榄 10g，橘皮 10g，竹茹 10g。

14剂，水煎服，日1剂，早中晚饭后半小时温服。

【继承人按语】

前方加橘皮10g，竹茹10g。

患者有慢性胃炎病史，现胃脘不适、恶心，故加橘皮、竹茹，以理气和胃。服14剂巩固疗效。

复诊记录3　2011年3月2日

3天前咳嗽又加重，有痰，憋气，咽不痒，不痛，遇风则咳，晨起恶心甚，有时吐出酸水，有时无物，无喷嚏，时胸闷，自感咽中有毛，常生气、着急，吃药后大便不成形，咽微红，舌尖红，苔淡黄腻，脉弦细滑。

处方：炙麻黄3g，射干10g，桔梗6g，生甘草6g，黄芩10g，知母10g，炒栀子10g，玄参15g，麦冬15g，全瓜蒌20g，海浮石15g，生蛤壳15g，青黛（包）10g，草河车15g，干青果6g，炙枇杷叶10g，儿茶3g，牛蒡子10g，板蓝根15g，细辛3g，旋覆花10g，代赭石30g，金果榄10g，苏梗10g，川楝子10g，郁金10g。14剂，水煎服，日1剂，早中晚饭后半小时温服。

【继承人按语】

前方加苏梗10g，川楝子10g，广郁金10g，去橘皮、竹茹。

患者烦急，肝气不舒，肝气上逆，导致肺气上逆加重咳嗽，故此次方中加入苏梗、川楝子、郁金加强疏肝理气，与其他药物配伍，有降气平逆之功。

复诊记录4　2011年3月16日

药后咳嗽频率、程度有很大好转，痰量减少，唯晨起有恶心不适，大便不成形，咽红，舌淡红，苔薄黄，脉弦细滑。

处方：炙麻黄3g，射干10g，桔梗6g，生甘草6g，黄芩10g，知母10g，炒栀子10g，玄参15g，麦冬15g，全瓜蒌20g，海浮石15g，生蛤壳15g，青黛（包）10g，草河车15g，干青果6g，炙枇杷叶10g，儿茶3g，牛蒡子10g，板蓝根15g，细辛3g，旋覆花10g，代赭石30g，金果榄10g，苏梗10g，川楝子10g，广郁金10g，法半夏9g。14剂，水煎服，日1剂，早中晚饭后半小时温服。

【继承人按语】

前方加法夏9g。

患者胃脘不适、恶心、大便不成形，前方加入法半夏燥湿化痰，和胃降逆止呕。

复诊记录5　2011年3月30日

目前已无咳嗽，痰量少，偶腹胀，咽微红，舌质淡红，苔薄黄，脉弦细滑。

处方：炙麻黄 3g，射干 10g，桔梗 6g，生甘草 6g，黄芩 10g，知母 10g，炒栀子 10g，玄参 15g，麦冬 15g，全瓜蒌 20g，海浮石 15g，生蛤壳 15g，青黛（包）10g，草河车 15g，干青果 6g，炙枇杷叶 10g，儿茶 3g，牛蒡子 10g，板蓝根 15g，细辛 3g，旋覆花 10g，代赭石 30g，金果榄 10g，苏梗 10g，川楝子 10g，广郁金 10g，法半夏 9g。14 剂，水煎服，日 1 剂，早中晚饭后半小时温服。

【继承人按语】

患者咳嗽基本痊愈。周老认为本病较为顽固，虽然目前咳嗽疾病痊愈，但需要继续服药，以巩固疗效。效不更方，继服 14 剂。两周后复诊。

复诊记录 6　2011 年 4 月 13 日

患者咳嗽未反复，无不适，咽微红，舌质淡红，苔薄黄，脉弦细滑。

处方：炙麻黄 3g，射干 10g，桔梗 6g，生甘草 6g，黄芩 10g，知母 10g，炒栀子 10g，玄参 15g，麦冬 15g，全瓜蒌 20g，海浮石 15g，生蛤壳 15g，青黛（包）10g，草河车 15g，干青果 6g，炙枇杷叶 10g，儿茶 3g，牛蒡子 10g，板蓝根 15g，细辛 3g，旋覆花 10g，代赭石 30g，金果榄 10g，苏梗 10g，川楝子 10g，广郁金 10g，法半夏 9g。14 剂，水煎服，日 1 剂，早中晚饭后半小时温服。

【继承人按语】

患者病情平稳，周老嘱：上方服14剂，可以停药。

本例患者咳嗽时间较长，遇冷空气或油烟等刺激性气体后容易诱发，常为阵发性剧烈咳嗽，且为夜间多发。周老认为本病属咳嗽变异性哮喘。周老认为患者虽表现为咳嗽，但是疾病具有哮喘的性质，故治疗要采取治喘的方法。

1.患者病情迁延，舌苔较腻，脉弦滑，表明痰饮内伏日久为本病内因；咳嗽常因外感加重或诱发，说明外感风寒为本病外因。故治以化痰逐饮、宣肺散寒为主，适当配合降气平逆。

2.周老治疗本病的基本药物组成为：炙麻黄、射干、苦桔梗、生甘草、黄芩、法半夏、全瓜蒌、细辛、五味子、炙枇杷叶、旋覆花、代赭石。

方中炙麻黄、射干，宣肺散寒止咳，配伍细辛止咳作用更强。黄芩、全瓜蒌、法半夏，化痰逐饮。旋覆花、代赭石、炙枇杷叶，降气平逆平喘。五味子敛肺止咳，防止肺气耗散。炙麻黄、五味子配伍，一宣一敛，增强定喘之效。全方配伍，共奏化痰逐饮，宣肺散寒之功，使肺气郁闭得散，痰阻得解，气逆得降，则咳嗽止。

3.常用加味变化：喷嚏流涕者加辛夷、菊花以宣肺利窍。咽喉不利者加玄参、麦冬、干青果、金果榄、儿茶以润喉利咽。咽喉红肿者加牛蒡子、炒栀子、板蓝根、草河车以清热解毒利咽。咳嗽日久者加海浮石、生蛤壳、青黛以清热软坚化痰。

4.临床患者疾病一般较为复杂，病因多不单纯，这一点不容忽视。例如本患者就兼有肝郁气滞证。平素情绪波动较大，肝气不舒，肝气上逆，也是导致咳嗽反复不愈的原因之一。周老非常重视情志因素对本病的影响，由于证型的改变，治疗用药也随之改变。故处方在化痰逐饮、宣肺散寒的基础上，配伍疏肝理气、降气平逆之品。整体辨证，综合考虑，是本案快速缓解的关键。这也是中医治病的思路。

老师评阅意见

咳嗽变异性哮喘是支气管哮喘的表现形式之一，即病人表现剧烈顽固的咳嗽，虽然未出现喘憋，但是它实际上具有哮喘本质，而且同样是临床顽疾之一。因而此病临床虽只咳不喘，但是在治疗时必须与治喘同法。李明老师对此例总结详细而系统，对病因病机分析清晰中肯，尤其对本病的治疗原则与方法、制方用药以及注意治疗兼症等方面，一一予以详述，深得我意。

周耀庭

2011 年 4 月 28 日

咽 炎

急性咽炎

初诊记录　2009 年 8 月 19 日

杨某，女，30 岁。

主诉：咳嗽 1 个月。

现病史：20 多天前（7 月 28 日）开始感冒，咳嗽，低烧，体温一般 37.3℃。干咳无痰，遇风吹则发咳嗽，咽喉疼痛，声音嘶哑，发声困难，大便不干。

舌象：舌质淡红，舌苔淡黄。

脉象：脉弦滑。

既往史：否认传染病史。

过敏史：否认药物、食物过敏史。

中医诊断：风热犯肺。

西医诊断：急性咽炎。

辨证：肺热外感，阴虚肺燥。

治法：清泻肺热，宣肺利咽，滋阴润肺。

用方：桑菊饮加减。

处方：蝉蜕 6g，桑叶 10g，牛蒡子 10g，辛夷 10g，菊花 6g，苦桔梗 6g，生甘草 6g，黄芩 10g，知母 10g，板蓝根 15g，草河车 15g，元参 15g，麦冬 15g，干青果 6g，儿茶 3g，全瓜蒌 15g，炒栀子 10g。

7剂，水煎服，日1剂，早晚饭后半小时温服。

医嘱：忌食辛辣、生冷、油腻。饭后半小时服药。

【继承人按语】

本病因肺热外感引起，肺热日久伤阴形成阴虚肺燥之证。此时治疗清肺利咽，宣肺止嗽，滋阴润燥。治疗的重点是清热泻火，不是宣肺。

蝉蜕、桑叶，宣肺利咽，辛夷、菊花，宣肺利窍；苦桔梗、生甘草、黄芩、知母、牛蒡子，清泻肺热利咽；板蓝根、草河车、炒栀子，清热解毒泻火；元参、麦冬、干青果、儿茶、全瓜蒌，解毒利咽，滋阴润肺。

复诊记录1　2009年8月26日

服上药后已经可以发声。现咽干易咳，痰少，说话多则咽痛。

舌象：舌尖红，苔淡黄。

脉象：脉弦滑略数。

治法：证治同前。

用方：桑菊饮加减。

处方：炙麻黄3g，射干10g，牛蒡子10g，苦桔梗6g，生甘草6g，黄芩10g，知母10g，板蓝根15g，草河车15g，元参15g，麦冬15g，干青果6g，儿茶3g，全瓜蒌15g，炒栀子10g。7剂，水煎服，日1剂，早晚饭后半小时温服。

医嘱：忌食辛辣、生冷、油腻。饭后半小时服药。

【继承人按语】

前方去蝉蜕、桑叶、辛夷、菊花，加炙麻黄 3g，射干 10g。

药后症状大减。鼻塞流涕好转，故去辛夷、菊花。将蝉蜕、桑叶改为炙麻黄、射干，以增强方药止咳之力。

复诊记录 2　2009 年 9 月 2 日

药后咳嗽基本痊愈，只是偶尔有少量轻微的咳嗽。

舌象：舌质淡红，苔淡黄。

脉象：脉细滑。

检查：咽微红。

治法：证治同前。

用方：桑菊饮加减。

处方：蝉蜕 6g，桑叶 10g，牛蒡子 10g，苦桔梗 6g，生甘草 6g，黄芩 10g，知母 10g，板蓝根 15g，草河车 15g，元参 15g，麦冬 15g，干青果 6g，儿茶 3g，全瓜蒌 15g，炒栀子 10g，炙枇杷叶 10g。7 剂，水煎服，日 1 剂，早晚饭后半小时温服。

医嘱：忌食辛辣、生冷、油腻。饭后半小时服药。

【继承人按语】

前方去炙麻黄、射干，加蝉蜕 6g，桑叶 10g，炙枇杷叶 10g。

咳嗽基本痊愈，病情平稳，将炙麻黄、射干改为蝉蜕、桑叶以减轻止咳之力。加入炙枇杷叶，增强处方润肺、降肺之功。

咽炎是临床的常见病，同时也是不太容易治愈的疾病。周老经过多年的临床实践，总结出一套治疗咽炎的方法。本病初期为肺热外感，日久不愈则肺热伤阴导致阴虚肺燥。治疗上，初期清泻肺热，散风透邪，久则滋阴润肺。用药上，初期以蝉蜕、桑叶、牛蒡子、苦桔梗、生甘草、黄芩、知母、板蓝根、草河车等药物，清泻肺热为主，宣肺止嗽为辅；发展为阴虚肺燥时，则方中增强滋阴之品，如玄参、麦冬、北沙参、川贝、干青果、炙枇杷叶等，周老在方中常配伍儿茶。儿茶又称孩儿茶，苦涩而凉，归肺经，有收涩敛疮的作用，并可利咽，周老强调此药可起到保护咽部黏膜的作用，对咽炎的恢复起着非常重要的作用。

本病因肺热外感引起，肺热日久伤阴形成阴虚肺燥之证。此时治疗清肺利咽，宣肺止嗽，滋阴润燥。治疗的重点是清热泻火，与轻宣肺气相结合。

其中蝉蜕、桑叶、牛蒡子、苦桔梗、生甘草清宣肺气；黄芩、知母、板蓝根、草河车等药，清热解毒泻肺。此等药为平时治疗急性咽炎所常用。

老师评阅意见

咳嗽一证，看似普通，实际甚为复杂，临床证型极多。如果认证不清、辨证不明，治疗不能打中要害，常致久治不愈。此例系阴虚肺热性质。李明老师对此例总结，紧紧抓住其证候特点、辨证要点以及治疗关键所在。对于干咳少痰或无痰，有阴虚肺热，有阴虚肺燥，在辨证与治疗方面，如何进一步区分，有待深入讨论：阴虚肺热，在咽干少苔同时，常伴随咽红舌红脉数等热象，治疗当以清泄肺热为主，滋阴润肺为辅；阴虚肺燥，多见于久病，临证以少苔脉细等肺阴不足为主，肺热证不著，治疗宜滋阴润燥为主。两者治疗同中有异。

周耀庭

2010 年 2 月 6 日

慢性咽炎

初诊记录　2010 年 3 月 30 日

韩某，女，42 岁。

主诉：咽痒痛 2 周。

现病史：2 周前感冒，愈后咽痒、咽痛、咽干、干咳、音哑 1 周。体温正常，无鼻塞，偶有喷嚏，咽暗红。舌尖少苔，根部淡黄腻，脉细滑。

既往史：慢性咽炎。

体格检查：咽暗红。

中医诊断：咳嗽。

西医诊断：咽炎，慢性咽炎急性发作。

辨证：肺热不净，阴虚肺燥。

治法：清泻肺热，滋阴润肺。

处方：蝉蜕 6g，桑叶 10g，牛蒡子 10g，苦桔梗 6g，生甘草 6g，黄芩 10g，知母 10g，炒栀子 10g，板蓝根 15g，草河车 15g，玄参 15g，麦冬 15g，干青果 6g，炙枇杷叶 10g，儿茶 3g，全瓜蒌 20g。7 剂，水煎服，日 1 剂，早晚饭后半小时温服。

复诊记录 1　2010 年 4 月 6 日

药后咳愈，咽痒、咽痛缓解，舌质淡红，舌苔薄白，脉细滑。证治同前。上方继服 7 剂，巩固疗效。

【继承人按语】

患者为周老的老病人，去年感冒后咳嗽不止，抗生素无效，自服羚羊清肺丸、急支糖浆、甘草合剂等均不能缓解。后经周老单纯中药汤剂治疗，很快痊愈。此次外感后又发咳嗽不止，故来周老处就诊。周老认为，患者有慢性咽炎病史、咽红，是素有肺热；此次感冒后咳嗽不止，属肺热不净；咳嗽日久、舌前少苔为肺热伤阴，阴虚肺燥。治以清泻肺热，滋阴润燥。

所开处方为周老临床治疗慢性咽炎的常用处方。蝉蜕、桑叶宣肺止咳；黄芩、知母清肺；苦桔梗、生甘草利咽；炒栀子清热泻火；牛蒡子、板蓝根、草河车解毒利咽；玄参、麦冬滋阴清热利咽；干青果、炙枇杷叶、儿茶清热利咽；全瓜蒌清热化痰。诸药配伍，共奏清泻肺热，滋阴润肺，解毒利咽之功。

周老特别强调，治疗咽喉病首选玄参、麦冬清热滋阴利咽；处方中清热力量要强，常配伍炒栀子。

老师评阅意见

因急性咽炎引起的咳嗽属临床所常见，此例属慢性咽炎急性发作。此证咳嗽声高，干咳少痰，总由肺部火甚，阴虚肺燥所致。治宜清肺泻火，滋阴润肺为主。李明老师此总结眉目清晰，对此咳嗽病因病机分析以及治疗用药规律分析中肯，切近我的思路。

周耀庭

2011 年 4 月 25 日

疱疹性咽炎（心脾热盛，兼感外邪）

初诊记录　2010 年 7 月 6 日

廖某，男，4 岁。

主诉：发热 1 天。

现病史：患儿昨起发热，体温最高 39℃，咽喉疼痛，大便干。曾去协和医院诊断为：疱疹性咽炎，手足口病？舌尖红，舌苔淡黄腻，脉细滑略数。

既往史：外感夹滞病史。

体格检查：咽红，咽部有数个黄白色溃疡（此系疱疹破后所遗留的溃疡），手足皮肤未见皮疹。

辅助检查：无。

中医诊断：口疮。

西医诊断：疱疹性咽炎。

辨证：心脾热盛，兼感外邪。

治法：清心导热，宣肺透邪。

处方：蝉蜕6g，桑叶10g，牛蒡子6g，苦桔梗6g，生甘草6g，生地黄10g，黄连3g，竹叶6g，玄参10g，麦冬10g，金银花10g，连翘10g，羚羊角粉（分冲）0.3g。3剂，水煎服，日1剂，早中晚饭后半小时温服。

【继承人按语】

周老认为本病是因心脾热盛，兼感外邪所致，治以清心导热，宣肺透邪。处方中蝉蜕、桑叶、牛蒡子、苦桔梗、生甘草宣肺透邪，解毒利咽；金银花、连翘加强清热解毒之功；生地黄与黄连、竹叶配伍，引心经之热下行；与玄参、麦冬配伍，滋阴清热；羚羊角粉入血分，清心凉血解毒，配伍方中，则全方清心导热之功大增。

复诊记录 1　2010 年 7 月 10 日

患儿家长反馈，服药 1 剂体温降至 37.5℃，2 剂发热已退，饮食、二便正常。咽红好转，溃疡基本愈合，舌尖红，舌苔淡黄腻减退，脉细滑。

药证相符，疗效显著。效不更方，上方继服 3 剂，巩固疗效。

2010 年 7 月 13 日电话随访，病已痊愈。

【继承人按语】

疱疹性咽峡炎是由病毒引起的疾病，中医药治疗有一定优势。周老治疗本病经验丰富，疗效显著。总结如下：

1. 本病的特点是咽喉部有疱疹、溃疡，疼痛较重。中医有"脾开窍于口""诸痛痒疮，皆属于心"的理论，本病主要与心脾热盛有关。

2. 治疗本病时，要突出滋阴清热泻心的力量。

3. 治疗本病常以《医宗金鉴》泻心导赤散加减。

4. 常用药物：①宣肺透邪，解毒利咽：蝉蜕、桑叶、牛蒡子、苦桔梗、生甘草。②清心导热：生地黄、黄连、竹叶、连翘、金银花、羚羊角粉。③滋阴清热：生地黄、玄参、麦冬。④清泻肺胃，解毒利咽：黄芩、知母、儿茶。

5. 疱疹性咽峡炎与化脓性扁桃体炎病位均在咽喉，临床表现均有咽喉疼痛。但病机有不同，治疗有侧重。

具体区别如表1：

表1　疱疹性咽峡炎与化脓性扁桃体炎比较表

	疱疹性咽峡炎	化脓性扁桃体炎
相同点	病位均在咽喉，临床表现均有咽喉疼痛	
病因病机	心脾热盛夹火	肺胃热盛夹毒
局部表现	咽颊部疱疹或溃疡	扁桃体肿大有脓点
治疗方法	清心利尿，泻火利咽。要突出滋阴清热泻心之力	清泻肺胃，解毒利咽。要加强解毒之力
常用药物	蝉蜕、桑叶、牛蒡子、黄芩、知母、苦桔梗、生甘草、生地黄、黄连、竹叶、玄参、麦冬、儿茶	芥穗、牛蒡子、北柴胡、苦桔梗、生甘草、黄芩、知母、生石膏、花粉、赤芍、丹皮、板蓝根、草河车、羚羊角粉

老师评阅意见

　　此为小儿疱疹性咽炎病例。此病常伴随发热，因为由病毒感染引起，抗生素多无效，中医治疗此证有明显优势。但中医治疗首先要明确病因病机，按证用药方可收效。李明老师此总结甚详，对辨证要点、治疗原则的分析，概念清晰、准确，尤其将此证与乳蛾（化脓性扁桃体炎）相对照，指出其异同点，更为难得。

周耀庭

2011 年 8 月 10 日

喉炎（喉痹）

初诊记录　2008 年 12 月 19 日

郑某，男，4 岁。

主诉：咳嗽 4 天，加重 1 日。

现病史：7 天前开始发热，持续 2 天，体温最高 40.5℃。经静点抗生素后体温降至正常。咳嗽 4 天，昨日加重成犬吠样咳嗽，喑哑，体温正常，傍晚去北京儿研所急诊，诊断喉炎，嘱留住院。因患儿去年患喉炎经周老中药治疗效果非常好，故患儿家长不同意住院，自行回家。现犬吠样咳嗽，纳呆，大便 2 日未行。

舌象：舌质淡红，淡黄腻苔。

脉象：脉细滑略数。

既往史：近 3 年每年冬季发作喉炎 1 次。每于受凉后即容易引起咳嗽。

过敏史：否认药物、食物过敏史。

体格检查：无。

实验室检查：血常规（－）。

中医诊断：喉痹。

西医诊断：喉炎。

辨证：肺胃蕴热，上犯咽喉，兼感外邪。

治法：清泻肺胃，宣肺利咽。

用方：银翘马勃散加减。

处方：炙麻黄 1.5 g，射干 6g，辛夷 6g，菊花 6g，牛蒡子 6g，生甘草 6g，黄芩 6g，知母 6g，板蓝根 15g，草河车 15g，元参 15g，炒栀子 6g，北豆根 6g，麦冬 15g，瓜蒌 15g，儿茶 1.5g，僵蚕 6g，羚羊角粉（分冲）0.3g。7 剂，水煎服，日 1 剂，早中晚饭后半小时温服。

医嘱：

1. 犬吠样咳嗽痊愈后不要立即停药，应继续服药一段时间以巩固疗效，防止复发。

2. 请家长注意，如患儿有发憋、呼吸困难的表现，要及时送医院救治。

3. 汤药每日 1 剂分早中晚 3 次服用，羚羊角药粉分早晚 2 次服用。

【继承人按语】

患者喉炎诊断明确。咽喉为肺胃之门户，现患者犬吠样咳嗽，喑哑，高热，大便 2 日未行，周老辨证为肺胃蕴热，兼感外邪。治以清泻肺胃，宣肺利咽为法。方中炙麻黄、射干，宣肺止咳，清肺利咽。辛夷、菊花，疏散风热。黄芩、知母，清泻肺热。板蓝根、草河车、北豆根、儿茶，解毒利咽。元参、麦冬，滋阴解毒利咽。瓜蒌，清热涤痰、通便。炒栀子，清热泻火，使肺胃之热从小便而出。僵蚕，解毒散结消肿。羚羊角粉，清热凉血。全方在清泻肺胃之热的基础上，配伍大量

喉炎（喉痹）

解毒利咽之品，尤其方中还加入化痰散结药物，则力量更强。

复诊记录 1　2008 年 12 月 26 日

患者服上药 7 剂，现犬吠样咳嗽已愈，偶轻咳，有痰，二便调，余无不适。

舌象：舌淡红，苔淡黄腻。咽微红。

脉象：脉细滑。

实验室检查：血常规（－）。

治法：证治同前。

方药：蝉蜕 6g，桑叶 6g，辛夷 6g，牛蒡子 6g，桔梗 6g，生甘草 6g，黄芩 6g，知母 6g，板蓝根 15g，草河车 15g，元参 15g，炒栀子 6g，北豆根 6g，麦冬 15g，瓜蒌 15g，儿茶 1.5g，僵蚕 6g。14 剂，水煎服，日 1 剂，早中晚饭后半小时温服。

【继承人按语】

药后患者因犬吠样咳嗽已愈，故将炙麻黄、射干去掉，改为蝉蜕、桑叶。毒热已清除大半，故将菊花、羚羊角粉去掉，加入桔梗利咽。其余药物不动，巩固疗效。

喉炎在中医属喉痹范畴。是一种儿科较为多见的急症，容易出现喉头梗阻症状，也是一种存在潜在危险的病症。

周老运用中医中药治疗喉痹有良好的效果。周老认为引起喉痹病因大致有四：①外邪为风热或风毒；②里热为肺胃热盛；③痰火；④气血瘀滞。临床必需掌握其中原则与法则。

本例患儿发病前曾上呼吸道感染，经治疗后体温正常，考虑外感风热之邪；既往曾2次患喉炎，现喑哑，咽喉为肺之门户，考虑有肺胃热盛因素；舌脉支持上述病因病机分析。故辨证为肺胃蕴热，兼感外邪，邪客会厌。治以清泻肺胃，宣肺利喉开闭为法。周老运用清代温病学家吴鞠通《温病条辨》中银翘马勃散为基础方，加入清热解毒利咽之品，配伍化痰散结之药，取得良好效果。

周老治疗本病单纯使用中药效果很好，患儿家长非常信服，对于医院留院观察的建议置之不理，执意回家。周老面对这样的患儿家长，特别强调：①犬吠样咳嗽痊愈后不要立即停药，应继续服药一段时间以巩固疗效，防止复发；②请家长注意，如患儿发憋，呼吸困难，要及时送医院救治，不可掉以轻心。这种对病人负责的态度，是我学习的榜样。

老师评阅意见

喉痹病变地处呼吸要隘，存在喉头梗阻危险。故对于此证，当须高度警惕。我处理此证，紧紧抓住肺胃热夹痰这一病机要点，治疗药专力重，以期尽快控制病情，以杜绝其发展为闭阻喉头之路，争取尽早转入安途；另一方面要防范于未然，对家长做必要交代。李明老师此总结很好地反映我上述思路。

从大体上说，喉痹乃热盛毒甚之证，又属于一种典型的喉证，性质近乎温毒。治疗应采取解毒泻火与宣肺利喉、散结消肿及滋阴利喉结合，切忌辛温升散，不然祸不旋踵。古代在温病学成熟以前，对此证因误治致死者甚多。吴鞠通在他的《温病条辨》序言中提到："犹子巧官病温，初起喉痹，外科吹以冰硼散，喉遂闭；又遍延诸时医治之，大抵不越双解散、人参败毒散之外。其于温病治法，茫乎未之闻也，后至发黄而死。"这是喉痹误用辛温升散致死的典型例子。我们必须切记这种失败教训，切不可重蹈覆辙。

周耀庭

2009 年 1 月 30 日

甲状腺炎

初诊记录　2011 年 1 月 11 日

柳某，女，34 岁。

主诉：发热伴颈前疼痛 2 周。

现病史：患者 2 周前开始自觉颈前疼痛，体温升高。因工作繁忙，未能及时去医院就诊，脖子疼痛逐渐加重，体温不断升高。前天去某医院就诊，B 超结果显示：甲状腺炎。服用消炎药已 3 天，未见明显效果。一天之中体温波动有规律，现每日上午体温正常，下午至傍晚时逐渐升高，体温最高 38.5℃。查双侧甲状腺明显增大，有压痛。舌质红，淡黄腻苔，脉弦细。

既往史：无。

过敏史：无。

体格检查：体温 38℃，双侧甲状腺肿大，右侧较左侧肿大为甚，压痛明显。

辅助检查：甲状腺 B 超示甲状腺炎。

中医诊断：瘿。

西医诊断：甲状腺炎。

辨证：肝郁化火，痰气郁结，湿热留恋少阳。

治法：疏肝解郁，清热降火，清化湿热，和解表里。

处方：北柴胡 10g，川楝子 10g，广郁金 10g，枳壳 10g，白蒺藜 10g，夏枯草 10g，炒栀子 10g，连翘

15g，黄芩 10g，茵陈 15g，青黛（包）10g，滑石（包）10g，旋覆花 10g，代赭石 20g，青蒿 10g，草果 6g，浙贝 10g，土贝母 10g，僵蚕 10g，全瓜蒌 20g，陈皮 10g，法半夏 10g，茯苓 10g。7 剂，水煎服，日 1 剂，早晚饭后半小时温服。

复诊记录 1　2011 年 2 月 1 日

药后体温降至 37.8℃，甲状腺较前明显缩小，疼痛减轻，舌质红，淡黄苔，脉弦细。

证治同前。上方去土贝母，服 7 剂。

复诊记录 2　2011 年 2 月 9 日

药后体温降至正常，今日感冒咳嗽，体温 37.3℃，左侧甲状腺已恢复正常大小，右叶明显缩小，有轻微压痛。近期胃脘疼痛。舌质红，薄白苔，脉弦细。

因患者胃脘不适、疼痛，酌加和胃止痛之品。

处方：北柴胡 10g，黄芩 10g，夏枯草 10g，枳壳 10g，连翘 15g，旋覆花 10g，代赭石 20g，青蒿 10g，草果 6g，陈皮 15g，法半夏 10g，砂仁 6g，元参 15g，元胡 10g，全瓜蒌 15g，茯苓 10g。7 剂，水煎服，日 1 剂，早晚饭后半小时温服。

复诊记录 3　2011 年 2 月 24 日

体温恢复正常，感冒稍好，鼻涕较多，痰量多。甲状腺检查：大小正常，无压痛，无结节。舌质红，薄白苔，脉弦细。

证治同前。

处方：北柴胡 10g，黄芩 10g，连翘 15g，夏枯草 10g，旋覆花 10g，代赭石 20g，青蒿 10g，草果 6g，陈皮 15g，法半夏 10g，砂仁 6g，全瓜蒌 20g，辛夷 10g，菊花 10g，浙贝 10g，炒栀子 10g。7 剂，水煎服，日 1 剂，早晚饭后半小时温服。

复诊记录 4　2011 年 3 月 8 日

电话随诊，感冒愈，病情稳定，无反复。

【继承人按语】

周老曾给我们讲过对甲状腺病变的辨证论治，对我启发很大。上次遇到甲状腺炎患者，按照周老讲的思路进行治疗，效果很好，故记录该病案，以备今后随时温习。

1. 甲状腺炎患者临床表现的差别较大，部分患者表现为甲亢的临床表现，辨证为肝郁化火，痰气郁结；部分患者表现为甲低的临床表现，辨证为脾肾阳虚。其中表现甲亢患者较为多见。

2. 甲状腺炎患者临床表现常常会有甲亢与甲低交替出现的情况，需要引起我们高度重视。根据临床表现的变化，随时变换治疗方法及药物，要做到法随证立，方从法出。

3. 本例甲状腺炎患者，平素性格急躁，此次患病又与着急（孩子学习成绩不理想，辅导孩子准备期末考试）有关，脉象弦细，是肝郁气滞的表现；甲状腺肿大且按之疼痛，为痰气郁结所致；体温升高且有一定的规律性，舌苔多为腻苔，应从湿热留恋少阳考虑。综合分析，本证的辨证为：肝郁化火，痰气郁结，湿热留恋少阳。治宜疏肝解郁，清热降火，清化湿热，和解表里为法。处方以蒿芩清胆汤为主，配合柴胡舒肝散和旋覆代赭汤化裁使用。方中北柴胡、川楝子、广郁金、枳壳、白蒺藜、夏枯草、炒栀子，疏肝解郁，清热降火；连翘、茵陈、青黛、滑石，清化湿热；旋覆花、代赭石降气平逆；北柴胡、黄芩、青蒿和解表里；草果燥湿祛痰；浙贝、土贝母、僵蚕、全瓜蒌、陈皮、法半夏、茯苓清热化痰散结。全方配伍，共奏疏肝解郁，清热降火，清化湿热，和解表里之功。

老师评阅意见

此为一例亚急性甲状腺炎伴有长期发热病例，亦是继承人李明老师独诊病例。在她的独立处理下，病情很快得到控制。李老师对此病例的成功治疗这一事实，再次说明师徒传承教育成效已经充分显示出来。亚甲炎及长期发热并非一般病症，应该属于疑难杂病范畴，事实证明李老师经过两年余的跟师学习，已能有独立处理部分疑难杂病的能力，成绩可喜。

周耀庭

2011 年 3 月 12 日

甲状腺功能减退症

初诊记录　2011 年 4 月 12 日

周某，女，37 岁。

主诉：甲状腺功能减退症 2 个月。

现病史：患者自小较其他同龄人怕冷，近年来逐渐加重。查 TSH 10.64（0.35 ~ 5.5）μU/mL，诊断为甲状腺功能减退症，医生建议服优甲乐（左旋甲状腺素钠片），患者不想服西药，故前来就诊。刻下症：手足发凉，疲倦，胸闷欲吐，后背疼痛，周身不适，睡眠轻，大便不畅，舌淡紫，薄白腻，脉沉细。

既往史：乳腺增生，痛经。

体格检查：舌淡紫，薄白腻苔，脉沉细。

辅助检查：TSH10.64（0.35 ~ 5.5）μU/mL。

中医诊断：心悸。

西医诊断：甲状腺功能减退症。

辨证：肝郁气滞，脾肾阳虚。

治法：疏肝解郁，宁心安神，温补脾肾。

处方：党参 10g，茯苓 10g，白术 10g，炙黄芪 30g，肉桂 6g，炮附片 6g，补骨脂 10g，菟丝子 10g，川楝子 10g，广郁金 10g，白芍 10g，天冬 15g，麦冬 15g，黄芩 10g，炒栀子 6g，菖蒲 10g，远志 10g，合欢皮 15g，防风 6g。7 剂，水煎服，日 1 剂，早晚饭后半小时温服。

【继承人按语】

患者从小即怕冷，四逆不温，乏力是脾肾阳虚；情绪容易波动，胸闷，周身不适，是肝郁气滞；睡眠欠安是阳虚，肝气影响心神；舌脉支持诊断。方中党参、茯苓、白术、黄芪、肉桂、炮附片、补骨脂、菟丝子温补脾肾；川楝子、郁金、白芍、天冬、麦冬疏肝解郁，滋阴柔肝；菖蒲、远志、合欢皮疏肝宁心安神。恐肝郁气滞日久化火，防附子、肉桂等温阳之品过于温燥，加入黄芩、炒栀子清热泻火。防风具有升举阳气之功。

复诊记录 1　2011 年 4 月 19 日

药后汗出较多，手心变暖，胸闷欲吐好转。月经来潮，经期血块较前增多，腰酸，痛经未发，精神好转，夜间醒后不易入睡，颈椎酸楚不适，大便每日 1 行。舌尖红，根部淡黄腻，脉沉细。

处方：党参 10g，茯苓 10g，白术 10g，炙黄芪 30g，肉桂 6g，炮附片 6g，补骨脂 10g，菟丝子 10g，川楝子 10g，广郁金 10g，天冬 15g，麦冬 15g，白芍 10g，黄芩 10g，炒栀子 6g，菖蒲 10g，远志 10g，合欢皮 15g，防风 6g，炒枣仁 15g，葛根 10g。14 剂，水煎服，日 1 剂，早晚饭后半小时温服。

【继承人按语】

前方加炒枣仁 15g，葛根 10g。

睡眠较轻，加炒枣仁养血安神；患者伏案工作，颈椎不适，加葛根升阳解肌。

复诊记录2　2011年5月3日

药后怕冷减轻，睡眠、精神好转，自汗，后项部皮肤粗糙、微痒。舌质淡红，舌苔淡黄腻，脉沉细。

处方：党参 10g，茯苓 10g，白术 10g，炙黄芪 30g，肉桂 6g，炮附片 6g，补骨脂 10g，菟丝子 10g，川楝子 10g，广郁金 10g，天冬 15g，麦冬 15g，白芍 10g，黄芩 10g，炒栀子 6g，菖蒲 10g，远志 10g，合欢皮 15g，防风 6g，葛根 10g，五味子 10g，野菊花 15g，白鲜皮 10g，地肤子 10g。14剂，水煎服，日1剂，早晚饭后半小时温服。

【继承人按语】

前方去炒枣仁，加五味子 10g，野菊花 15g，白鲜皮 10g，地肤子 10g。

自汗多，加五味子敛汗；皮炎，加野菊花、白鲜皮、地肤子清热解表，祛风止痒。

复诊记录3　2011年5月24日

手足转温，颈椎酸楚好转，口干，舌质淡，根部淡黄腻苔，脉沉细。

处方：党参 10g，茯苓 10g，白术 10g，炙黄芪 30g，肉桂 6g，炮附片 6g，川楝子 10g，广郁金 10g，黄芩 10g，炒栀子 6g，菖蒲 10g，远志 10g，补骨脂 10g，菟丝子 10g，白芍 10g，天冬 15g，麦冬 15g，防风 6g，五味子 10g，野菊花 15g，白鲜皮 10g，地肤子 10g，升麻 6g，山萸肉 10g。14 剂，水煎服，日 1 剂，早晚饭后半小时温服。

【继承人按语】

前方去葛根，加升麻 6g，山萸肉 10g。

颈椎酸楚好转，去葛根；口干，加升麻、山萸肉滋补肾阴，使其上承于口。

复诊记录 4　2011 年 6 月 21 日

患者自觉怕冷、乏力情况大减，多汗情况减少，大便不成形，日 1 次。舌质淡红，薄黄苔，脉弦细滑。

5 月 19 日体检，TSH6.31μU/L，乳腺增生，宫颈糜烂。

处方：党参 10g，茯苓 10g，白术 10g，炙黄芪 30g，肉桂 10g，炮附片 10g，补骨脂 10g，菟丝子 10g，天冬 10g，麦冬 10g，白芍 10g，黄芩 6g，炒栀子 6g，石菖蒲 10g，远志 10g，五味子 10g，山萸肉 10g，升麻 6g，白鲜皮 10g，地肤子 10g，炙香附 10g，连翘 15g，生牡蛎 20g，金钱草 20g，蒲公英 10g。

【继承人按语】

前方去川楝子、广郁金、防风、野菊花，加炙香附 10g，连翘 15g，生牡蛎 20g，金钱草 20g，蒲公英 10g。

去寒凉的川楝子、郁金，加温性的炙香附，既使全方温补之力增加，又使药力更加集中。去防风、野菊花，加连翘、金钱草、蒲公英，既照顾颈部皮炎，又治疗宫颈糜烂。加收敛固涩的生牡蛎，一方面增加敛汗之功，另一方面与方中补益药物配伍，补涩并用，可以增强补益作用。

甲状腺功能减退症，目前的治疗多用甲状腺片剂替代治疗，大多数患者需要长期或终身服药。本例甲减患者未服西药，经周老纯中药治疗两月余，症状缓解，TSH 恢复正常范围，效果显著。总结如下：

1.甲减患者临床具有一些共同表现，即怕冷，乏力，纳少，皮肤粗糙，月经不调，舌质淡，脉沉细。周老认为本病中医辨证多为脾肾阳虚所致。治疗以温补脾肾阳气为主线。

2.常用党参、白术、茯苓、黄芪、肉桂、炮附片、菟丝子、补骨脂、仙茅、仙灵脾，脾肾双补，温补阳气。由于阴阳互根，故常配伍滋补肾阴之品，如天冬、麦冬、白芍、山萸肉、女贞子、生地黄、熟地、当归，起到阴中求阳的作用。为了更好地加强补益作用，处方中常补益药与收涩药配伍使用，收涩药物多选酸收养阴敛阴的白芍、山萸肉、五味子，收敛固涩的生牡蛎、浮小麦。

3. 甲减患者中相当一部分伴有不同程度的情绪波动症状，故常配伍川楝子、郁金、炙香附；睡眠不实，多选石菖蒲、远志、炒枣仁、合欢皮。

老师评阅意见

甲状腺功能减退（甲减）属于西医的内分泌紊乱性疾病。从中医看来，此证呈现虚寒表现，尤以脾肾阳虚为主，治疗用温补脾肾之阳的方法。故而在中医临床，当清当泻或当补当固，必须以证为依据，当从脉证消息之。此总结指出此病脾肾虚寒的本质，并对治法详加分析，切近我的思路与经验。

周耀庭

2011 年 7 月 6 日

慢性支气管炎

初诊记录 2010 年 12 月 3 日

齐某，女，82 岁。

主诉：咳嗽，双肺底湿啰音 1 年余。

现病史：近 1 年来，偶有轻微咳嗽，痰少而黏，每天晨起咳痰如绿豆大小，色黄。家属为西医内科医生，经常在家为患者进行肺部听诊。双侧肺部湿性啰音不断，以肺底部为主，左肺为重。曾服用鱼腥草、竹沥水 1 年，基本无效。大便较干，需用开塞露辅助排便。舌质淡红，舌苔淡黄腻，前有裂纹，脉弦细滑。

既往史：3 年前患肺炎住院治疗。

过敏史：无。

体格检查：肺部听诊见双下肺湿啰音。

辅助检查：X 线片见肺纹理粗重，慢性支气管炎。血常规（－）。

中医诊断：咳嗽。

西医诊断：慢性支气管炎。

辨证：痰饮内伏，兼感外邪，肺气不足。

治法：化痰逐饮，宣肺排痰，益气固表。

处方：桑叶 10g，杏仁 10g，苦桔梗 10g，生甘草 6g，全瓜蒌 20g，黄芩 10g，法半夏 9g，茯苓 15g，苏子 10g，葶苈子 10g，鱼腥草 20g，败酱草 15g，桑白皮 10g, 太子参 15g, 五味子 10g。7 剂, 水煎服, 日 1 剂, 早晚饭后半小时温服。

【继承人按语】

患者 82 岁高龄, 多少有些正气不足, 稍不注意, 容易外感风邪, 导致外感咳嗽, 治疗不及时不彻底, 咳嗽迁延日久, 更耗肺气, 导致肺气不足。肺气虚弱, 固表能力减弱更易感受外邪, 恶性循环, 故咳嗽日久不愈, 导致慢性支气管炎。患者舌苔较腻, 脉有弦滑之象, 表明体内有痰饮内伏, 肺失宣降。肺部听诊湿啰音, 也提示痰饮内伏。故辨证为: 痰饮内伏, 兼感外邪, 肺气不足。治以化痰逐饮, 宣肺排痰, 益气固表。

复诊记录 1　2010 年 12 月 10 日

服药后痰较前容易排出, 大便干缓解, 可以自行解决。近日上唇肿, 双肺湿啰音好转。脉弦细滑, 舌有裂纹, 舌尖红, 淡黄腻苔, 咽红。

证治同前。

上方加芦根 20g, 桃仁 10g, 冬瓜仁 10g, 生薏苡仁 10g, 郁李仁 10g。14 剂。

【继承人按语】

症状减轻, 表明辨证立法用药正确。患者 3 年前曾患较重肺炎住院治疗, 考虑可能留有支气管扩张, 故在原方基础上加入千金苇茎汤, 加强排痰之力。

复诊记录 2　2010 年 12 月 24 日

咳嗽痰量减少，颜色转为黄白，大便日 1 次，不成形。肺部仅有少量湿啰音，咽不红，舌有裂纹，淡黄腻苔，脉弦滑。

证治同前。

上方郁李仁减至 6g，服 21 剂。

【继承人按语】

患者舌有裂纹，表明有阴虚的一面；但舌苔较腻，说明体内湿邪仍然较重。此时不可滋阴，否则妨碍湿邪的驱除。大便不成形，郁李仁减量。

复诊记录 3　2011 年 1 月 14 日

随访，病情平稳，肺部听诊（－）。

【继承人按语】

1.西医诊断对我们的辨证论治帮助：西医诊断对中医辨证、治疗有很大帮助。慢性支气管炎多有痰饮内伏，肺部湿啰音多有痰饮内伏，较重肺炎后容易遗留支气管扩张，支气管扩张多考虑体内痰热蕴肺、排痰不利。

2.正确处理虚实矛盾：患者体内有痰饮、有邪气，同时有肺气不足，年逾八十，虚实夹杂。正确认识、正确处理好虚实关系，是治疗本病的关键。大量补虚之品，容易妨碍痰饮的驱除，甚至加重病情；单纯化

慢性支气管炎

痰逐饮排痰，容易耗伤正气，患者体虚不利于疾病的治疗。周老的观点是，在化痰逐饮、宣肺排痰为主的基础上，少量配伍益气固表之品，使驱邪不伤正，扶正不碍邪，恰到好处。

方中桑叶、杏仁宣肺透邪；苦桔梗、生甘草宣肺排痰；苏子、葶苈子泻肺利水，降气化痰。宣降结合，使肺的宣发肃降功能恢复正常，起到止咳作用。法半夏、茯苓化痰逐饮，全瓜蒌、黄芩清化热痰，鱼腥草、败酱草解毒控制感染；太子参补益脾肺之气，五味子敛肺固表，与太子参配伍起到相辅相成的作用。全方起到化痰逐饮，宣肺排痰，益气固表之功。特别适用于老年慢性支气管炎。

3. 问诊同样重要：对于该患者的辨证治疗，问病史也是非常关键不可忽视的一步。患者3年前曾患较重肺炎，曾住院接受治疗。周老抓住这一信息，强调严重的肺炎容易导致患者遗留有不同程度的支气管扩张，故对于该患者要考虑有支气管扩张的可能。对于支气管扩张，周老认为该病与肺痈有相似之处，故在原方中加入千金苇茎汤，以加强排痰之力。

老师评阅意见

此例因老慢支咳嗽，肺部经常有湿啰音已1年余，长期用抗生素，没有能够控制病情。经我们对其予以中医治疗，症状消失，肺部啰音亦随之消失。李明老师对此例总结甚为详尽，并体会到此病例治疗获得良效，主要归功于两方面：西医诊断对中医辨证的借鉴作用，以及有效的方药配伍。此体会甚好，深得我意。

周耀庭

2011 年 1 月 20 日

肺　炎

初诊记录　2010 年 1 月 9 日

安某，男，1 岁 11 个月。

主诉：发热 10 余日。

现病史：患者 10 天前发热，气粗，体温最高39℃。在某医院胸透诊断肺炎。近 2 天体温在 38℃以上，咳嗽，流涕，食少，腹泻。平素胃口较好，食量较大。

舌象：舌质红，舌苔黄厚。

脉象：脉细滑略数。

既往史：无。

过敏史：无。

体格检查：双肺听诊（－）。

中医诊断：咳嗽。

西医诊断：肺炎。

辨证：宿食停滞，兼感外邪，肺失宣降。

治法：清热导滞，宣肺化痰。

用方：麻杏甘石汤、三子养亲汤加减。

处方：炙麻黄 2g，杏仁 6g，辛夷 6g，菊花 6g，北柴胡 10g，黄芩 6g，知母 6g，生石膏 15g，金银花10g，连翘 10g，鱼腥草 15g，焦四仙 20g，苏子 6g，莱菔子 10g，葶苈子 6g，炙枇杷叶 10g，羚羊角粉（分冲）0.3g。4 剂，水煎服，日 1 剂，早中晚饭后半小时温服。

医嘱：禁食生冷油腻，饮食选温软易消化食物。

【继承人按语】

炙麻黄宣肺，杏仁降肺，黄芩、知母、生石膏清肺，三药宣肺、降肺气、清肺配伍，使肺恢复宣发肃降之功，用于治疗肺失宣降之咳嗽。辛夷、菊花清肺利窍，金银花利窍清热解毒，鱼腥草解毒排痰，炙枇杷叶肃降肺气。柴胡、羚羊角粉清热解毒退热。苏子、莱菔子、葶苈子并用，消食、理气、祛痰，此三药周老称作"三个子"，用于小儿3岁以下，宿食停滞，咳嗽有痰，与焦四仙合用，效果显著。全方配伍，共奏清热导滞，宣肺化痰之功。

复诊记录1　2010年1月12日

上方服药1剂体温即退至正常。目前体温平稳，偶咳嗽，下肢酸软。

舌象：舌质红，舌苔淡黄腻。

脉象：脉滑略数。

治法：证治同前。

用方：麻杏甘石汤、三子养亲汤加减。

处方：炙麻黄1.5g，杏仁6g，辛夷6g，菊花6g，黄芩6g，知母6g，焦四仙20g，苏子6g，莱菔子10g，葶苈子6g，连翘10g，浙贝6g，鱼腥草10g，炙枇杷叶10g，砂仁6g。7剂，水煎服，日1剂，早中晚饭后半小时温服。

医嘱：禁食生冷油腻，饮食选温软易消化食物。

【继承人按语】

上方服药 1 剂体温即退至正常。发热已退，咳嗽减轻，故去北柴胡、生石膏、金银花、羚羊角粉，炙麻黄减至 1.5g，鱼腥草减至 10g。加入浙贝 6g，化痰散结，一方面治疗咳嗽有痰，另一方面防止患儿病后咽喉部淋巴结肿大的后遗症；加入砂仁 6g，护胃、开胃。

复诊记录 2　2010 年 1 月 19 日

体温平稳。咳嗽减轻，痰量减少，夜间睡眠易惊，大便较干，日 2 行。

舌象：舌质淡红，舌苔淡黄腻。

脉象：脉细滑。

治法：证治同前。

用方：麻杏甘石汤、三子养亲汤加减。

处方：炙麻黄 1.5g，杏仁 6g，辛夷 6g，菊花 6g，黄芩 6g，知母 6g，焦四仙 20g，苏子 6g，莱菔子 10g，葶苈子 6g，鱼腥草 10g，连翘 10g，竹叶 6g，炙枇杷叶 10g，熟大黄 3g。7 剂，水煎服，日 1 剂，早中晚饭后半小时温服。

医嘱：禁食生冷油腻，饮食选温软易消化食物。

【继承人按语】

病情继续好转。患儿夜间睡眠易惊,大便较干,周老认为是滞热所致,故上方加入竹叶,清心利尿治夜惊;加入熟大黄,清泻滞热通便。上方去浙贝、砂仁,以便使全方药力更加集中。

复诊记录3　　2010 年 1 月 26 日

咳嗽基本痊愈(偶尔咳嗽,少量痰),大便较干,家长说好像有口疮。

舌象:舌质暗红,舌苔淡黄腻,有花剥。

脉象:脉细滑略数。

检查:未发现有口疮。

治法:证治同前。

用方:麻杏甘石汤、三子养亲汤加减。

处方:炙麻黄 1.5g,杏仁 6g,黄芩 6g,知母 6g,苦桔梗 6g,生甘草 6g,焦四仙 20g,苏子 6g,莱菔子 10g,葶苈子 6g,连翘 10g,浙贝 6g,竹叶 6g,炙枇杷叶 10g,熟大黄 6g,钩藤 10g。7 剂,水煎服,日 1 剂,早中晚饭后半小时温服。

医嘱:禁食生冷油腻,饮食选温软易消化食物。

【继承人按语】

咳嗽基本痊愈,无鼻塞流涕,故去辛夷、菊花、鱼腥草。

加入苦桔梗、生甘草、浙贝,宣肺化痰利咽;钩藤清热平肝止痉,巩固治疗患儿夜惊;大便仍然较干,将熟大黄加至6g,清热导滞通便。

周老认为3岁以下小儿咳嗽,多数为食痰。该患儿平素胃口好,饮食量大,舌苔厚,故辨证为宿食停滞,兼感外邪,肺失宣降。治以清热导滞,宣肺化痰之法。

炙麻黄、杏仁、生石膏、黄芩、知母、鱼腥草,为麻杏甘石汤的加强方,具有宣肺、降肺、清肺之功。北柴胡、羚羊角粉解热退烧。辛夷、菊花、金银花、连翘、炙枇杷叶清热解毒,解表利窍。苏子、莱菔子、葶苈子、焦四仙消食导滞,理气祛痰。全方配伍,共奏清热导滞,散风透邪,宣肺化痰之功。

其中,苏子、莱菔子、葶苈子为周老治疗小儿食痰咳嗽的经验用药,临床疗效显著。

对于此类患儿,周老在中药药物治疗的同时,特别叮嘱患儿要注意饮食习惯的改变,禁食生冷油腻,控制饮食等。

老师评阅意见

这是一例支气管肺炎患儿。此病以幼儿为常见,从中医证候特点看,属于外感兼食痰上泛的咳喘。但如果没有把握好病机,投以桑菊饮、杏苏散,或单纯采用麻杏石甘汤等一般止咳之剂,常难收效,从而导致久治不愈。李明老师此总结能够正确地指明"食痰上泛"这一病机要点，以及再结合外感病特点予以治疗而获愈，并对方药配伍要点加以阐明，甚合我意。

周耀庭

2010 年 2 月 6 日

紫　癜

过敏性紫癜

案 1

初诊记录　2008 年 7 月 25 日

高某，男，18 岁。

主诉：过敏性紫癜 3 年，血管炎 10 个月。

现病史：患者过敏性紫癜反复发作已 3 年。近 10 个月双足面及足踝部皮肤溃烂，西医诊断为血管炎，使用激素治疗半年，疾病没有得到控制。现双下肢紫色斑疹反复外发，足踝部皮肤大片紫暗瘀斑，兼有溃破之处。患者平素易感冒、腹泻。

舌象：舌质淡红，苔淡黄腻。

脉象：脉弦细滑。

既往史：否认传染病史。

过敏史：否认药物、食物过敏史。

体格检查：咽微红。

实验室检查：尿常规（－）。

中医诊断：紫癜。

西医诊断：过敏性紫癜，血管炎。

辨证：风湿毒热，邪迫血溢。

治法：散风利湿，凉血解毒，活血化瘀。

用方：散风解毒化斑汤（周老自拟方）。

处方：防风 6g，浮萍 6g，秦艽 10g，苍术 10g，黄柏 10g，生地黄 15g，玄参 15g，赤芍 10g，丹皮 10g，金银花 15g，连翘 15g，大青叶 15g，紫草 10g，泽兰 10g，泽泻 10g，水牛角（先煎）10g，黄芩 10g，黄连 6g，茜草 10g。7 剂，水煎服，日 1 剂，早晚饭后半小时温服。

医嘱：忌海鲜、羊肉、辣椒等发物。

【继承人按语】

本病西医诊断为过敏性紫癜、血管炎。周老认为这两个病密切相连，过敏性紫癜没有及时治疗，或得不到有效控制，发展严重可出现血管炎。发斑色红表明血分有热毒，斑色紫黑为热毒兼有瘀血，皮肤溃破也与瘀毒有关；丘疹样斑点、斑疹外发迅速说明有风；下肢皮肤溃破，患者经常腹泻，舌苔较腻等说明体内有湿。综上说明本病病因为风湿毒热瘀。这两个疾病，中医辨证有相关性，治疗上并不矛盾，用药可兼顾。但在选药配伍上要有先后、有主次。过敏性紫癜辨证为风湿毒热，邪迫血溢；血管炎在此基础上，瘀血内停更为突出。治疗原则上散风利湿，凉血解毒，活血化瘀，两种疾病兼顾。但在用药配伍上，初期以散风利湿、凉血解毒为主，控制疾病发展；待病情稳定，活血化瘀之品逐渐加量。

方中防风、浮萍、秦艽均为风药，风药既可散风又能胜湿，起到散风利湿的作用。生地黄、元参、赤芍、丹皮、水牛角凉血解毒。大青叶、紫草凉血解毒。连翘、泽兰、泽泻清热利湿。赤芍、丹皮、茜草凉血化瘀。下肢皮肤溃破、流水，用苍术、黄柏、黄芩、黄连清热燥湿，其中黄芩、黄连还有凉血之功，用之加强全方凉血解毒之力；金银花、连翘相配，既可清热解毒治疗皮肤溃破，患者平素容易感冒，此处又可起到预防感冒之用。诸药配伍，共奏散风利湿，凉血解毒，活血化瘀之功。

复诊记录1　2008年8月1日

紫斑无新发，双下肢小腿外侧紫癜颜色变浅，不痒，足踝部溃破之处已好转结痂，大便稀，日3～4行。

舌象：舌质边尖红，舌苔薄黄。

脉象：脉弦细。

治法：证治同前。

用方：散风解毒化斑汤。

处方：防风6g，浮萍6g，秦艽10g，苍术10g，黄柏10g，黄芩10g，黄连6g，生地黄20g，赤芍10g，丹皮10g，泽兰10g，泽泻10g，苦参10g，大青叶20g，紫草10g，茜草10g，水牛角（先煎）10g，玄参 10g，茯苓 10g，橘皮 10g。14 剂，水煎服，日 1 剂，早晚饭后半小时温服。

医嘱：忌海鲜、羊肉、辣椒等发物。

【继承人按语】

本次处方为 2008 年 7 月 25 日方，去金银花、连翘，减元参用量，加苦参、茯苓、橘皮，增生地黄、大青叶用量而成。

方中生地黄、大青叶增至 20g，以增强凉血解毒之功；患者大便稍稀，元参减至 10g。加入苦参 10g，增强燥湿之力。去金银花、连翘，使全方药力更专。患者大便较稀，说明体内有湿，加入茯苓、橘皮健脾祛湿。病情好转，故开 14 剂，继续治疗。

复诊记录 2　2008 年 8 月 15 日

紫癜无新发，部分皮肤溃破已愈合，结痂已脱落，现皮肤陈旧性瘀点、瘀斑色素沉着，不痒，大便日 4 行。

舌象：舌淡红，舌苔淡黄腻。

脉象：脉弦细滑。

检查：咽微红。

治法：证治同前。

用方：散风解毒化斑汤。

处方：防风 6g，浮萍 6g，秦艽 10g，苍术 10g，黄柏 10g，黄芩 10g，黄连 6g，生地黄 20g，赤芍

10g，丹皮 10g，泽兰 10g，泽泻 10g，苦参 10g，大青叶 20g，紫草 10g，茜草 10g，水牛角（先煎）10g，玄参 10g，桃仁 10g，红花 10g，制乳香 6g，制没药 6g，军炭 3g。14 剂，水煎服，日 1 剂，早晚饭后半小时温服。

医嘱：忌海鲜、羊肉、辣椒等发物。

【继承人按语】

本次处方为 2008 年 8 月 1 日方，去茯苓、橘皮，加入军炭 3g，桃仁 10g，红花 10g，制乳香 6g，制没药 6g 而成。

去茯苓、橘皮、加入军炭，凉血解毒收涩止泻。病情较为稳定，紫癜多日无新发，故加入桃仁、红花、制乳香、制没药，活血化瘀，以加强消退色素沉着之力。

复诊记录 3　2008 年 8 月 29 日

药后紫癜未发，色素沉着颜色减退，斑色较暗，大便稀，日 3～4 行。

舌象：舌淡红，舌苔腻。

脉象：脉弦细滑。

治法：证治同前。

用方：散风解毒化斑汤。

处方：防风 6g，浮萍 6g，秦艽 10g，苍术 10g，黄柏 10g，黄芩 10g，黄连 6g，生地黄 20g，赤芍

10g，丹皮 10g，泽兰 10g，泽泻 10g，苦参 10g，大青叶 20g，紫草 10g，茜草 10g，水牛角（先煎）10g，玄参 10g，桃仁 10g，红花 10g，制乳香 6g，制没药 6g，军炭 3g，野菊花 15g。30 剂，水煎服，日 1 剂，早晚饭后半小时温服。

医嘱：忌海鲜、羊肉、辣椒等发物。

【继承人按语】

本次处方为 2008 年 8 月 15 日方，加入野菊花 15g 而成。

加入野菊花：①野菊花具有疏风清热消肿之功，加强疗效；②患者平素容易感冒，诱发过敏性紫癜反复，野菊花具有疏风清热之功，可以预防感冒。

患者自从服周老中药后，紫斑未再外发，血管炎导致的皮肤溃破已愈，陈旧性紫斑、皮肤色素沉着逐渐减退。目前病情基本稳定，故周老开药 30 剂，嘱其继续坚持服药，巩固疗效，防止复发。

本患者患过敏性紫癜 3 年，反复发作，近 10 个月病情加重，双足部皮肤溃破，西医诊断为血管炎，使用激素半年，疾病没有控制，慕名请周老诊治。自从在周老处中药治疗以来，紫斑未再外发，双足皮肤溃破处很快封口，结痂脱落痊愈。皮肤色素症状逐步减退。

通过这个病例的治疗过程，使我体会到另一种"整体观念"，即整体认识疾病，全面了解疾病，并正确处理原发病与继发病、原发病与合并症、疾病与诱发因素的关系问题。周老将这一宝贵经验传授给我，对我临床治疗疾病的思路有重要的指导意义。

周老经常给我们讲，过敏性紫癜常会有一些合并症，如腹痛、关节痛、肾炎等，治疗的原则是：首先，主要治疗原发病，过敏性紫癜控制得好，则并发症腹痛、关节痛、肾炎等也能得到比较好的控制。本例患者的治疗也同样，过敏性紫癜控制了，血管炎很快也就痊愈了。

老师评阅意见

此例过敏性紫癜3年，反复不愈，合并血管炎，致下足踝部溃疡。此病例病程长，症状复杂，辨证治疗需多头考虑，综合治疗。经过病史回顾以及状态观察，按风湿毒热瘀认证，予以针对性的强有力的治疗。过敏性紫癜病因复杂，包括风湿毒热瘀多病因在内。病人又合并了血管炎，出现踝部溃疡，久不愈合。病因方面，在风湿毒热瘀之中，尤其以毒热与瘀血为重。毒热重使肉腐成溃疡；瘀血阻络，使气血难以到达患处，以致久不愈合。有鉴于此，在治疗中在全面治疗同时，突出了解毒与化瘀。如此治疗，3年不愈之证，治疗仅1月余，病即告愈，再次说明中医对此病的治疗的优越性。李明老师对此例总结甚详，与我治疗思想切近，甚好。

周耀庭

2009年2月8日

案2

初诊记录　2008年11月18日

索某，男，6岁。

主诉：双下肢紫癜外发1天。

现病史：患者2008年11月6日感冒，昨日发热，随后双下肢迅速外发大量红色斑丘疹，压之不退色。现体温正常，眼睑轻度浮肿。

舌象：舌质红，苔淡黄腻。

脉象：脉浮滑略数。

既往史：否认传染病史。

过敏史：否认药物、食物过敏史。

体格检查：咽红。

中医诊断：紫癜。

西医诊断：过敏性紫癜。

辨证：风湿毒热，邪迫血溢。

治法：散风利湿，凉血解毒。

用方：散风解毒化斑汤（周老自拟方）。

处方：防风 6g，浮萍 6g，秦艽 10g，赤芍 10g，丹皮 10g，连翘 15g，大青叶 20g，紫草 10g，泽兰 10g，泽泻 10g，水牛角（先煎）10g，生地黄 10g，玄参 10g，茜草 10g，辛夷 6g，菊花 6g，黄芩 10g，生知母 10g。3 剂，水煎服，日 1 剂，早晚饭后半小时温服。

医嘱：忌海鲜、羊肉、辣椒。

【继承人按语】

发斑色红表明血分有热毒，丘疹样斑点、斑疹外发迅速说明有风，眼睑浮肿、舌苔较腻等说明有湿，故辨证为风湿毒热，邪迫血溢。治以散风利湿，凉血解毒为法。

方中防风、浮萍、秦艽均为风药，风药既可散风又能胜湿，起到散风利湿的作用。生地黄、赤芍、丹皮、水牛角、大青叶、紫草凉血解毒。连翘、泽兰、泽泻清热利湿。赤芍、丹皮、茜草凉血化瘀。以上为周老用于治疗过敏性紫癜常用组合。患者近日感冒，故加入辛夷、菊花、黄芩、生知母清肺解毒利窍，玄参既可利咽又可消斑，可谓一举两得。诸药配伍，共奏散风利湿，凉血解毒之功。

复诊记录 1　2008 年 11 月 21 日

双下肢紫癜未发，双手起红点，充血性鼻塞，流涕。

舌象：舌质淡红，舌苔淡黄腻。

脉象：脉浮滑略数。

检查：咽红。

治法：证治同前。

用方：散风解毒化斑汤。

处方：防风 6g，浮萍 6g，秦艽 10g，赤芍 10g，丹皮 10g，连翘 15g，大青叶 20g，紫草 10g，泽兰 10g，泽泻 10g，水牛角（先煎）10g，生地黄 10g，玄参 10g，茜草 10g，辛夷 6g，菊花 6g。7 剂，水煎服，日 1 剂，早晚饭后半小时温服。

医嘱：忌海鲜、羊肉、辣椒。

【继承人按语】

本次处方为 2008 年 11 月 18 日方去黄芩、生知母而成。

处方中减去黄芩、知母，以使全方药力更专，专于治疗过敏性紫癜。

复诊记录 2　　2008 年 11 月 28 日

双下肢紫癜未发，双手起红点已退。现白天、夜间均易出汗，大便日 2 行，偶有鼻涕。

舌象：舌尖红，舌苔淡黄腻。

脉象：脉滑略数。

检查：咽微红。

治法：证治同前。

用方：散风解毒化斑汤。

处方：防风6g，浮萍6g，秦艽10g，赤芍10g，丹皮10g，连翘15g，大青叶20g，紫草10g，泽兰10g，泽泻10g，水牛角（先煎）10g，生地黄10g，玄参10g，茜草10g，辛夷6g，菊花6g，炒谷芽10g，炒麦芽10g。14剂，水煎服，日1剂，早晚饭后半小时温服。

医嘱：忌海鲜、羊肉、辣椒。

【继承人按语】

本次处方为2008年11月21日方加入炒谷芽10g，炒麦芽10g而成。

大便日2行，似有脾虚，方中加入炒谷芽、炒麦芽，用于消食健脾和胃。

复诊记录3 2008年12月12日

药后紫癜全部消退，近1个月未发新斑，惟下眼睑发青。

舌象：舌淡红，舌苔淡黄腻。

脉象：脉细滑。

检查：躯干、四肢未见紫癜。血常规（−）。

治法：证治同前。

用方：散风解毒化斑汤。

处方：防风 6g，浮萍 6g，秦艽 10g，紫草 10g，大青叶 20g，赤芍 10g，丹皮 10g，金银花 10g，连翘 15g，白茅根 15g，泽兰 10g，泽泻 10g，黄芩 10g，茜草 10g，水牛角（先煎）10g，玄参 10g，生地黄 15g。14 剂，水煎服，日 1 剂，早晚饭后半小时温服。

医嘱：忌海鲜、羊肉、辣椒。

【继承人按语】

前方加入金银花 10g，黄芩 10g，白茅根 15g，减去辛夷、菊花、炒谷芽、炒麦芽。

感冒痊愈，故减去辛夷、菊花。患者容易感冒，多因肺热所致，故加入金银花、黄芩清热解毒，预防感冒。白茅根清热凉血，加强全方治疗紫癜的功效。减去炒谷芽、炒麦芽，以使全方药力更加集中。

复诊记录 4   2008 年 12 月 26 日

紫癜未发，纳食正常，鼻塞。

舌象：舌淡红，舌苔淡黄腻。

脉象：脉滑。

检查：咽微红。

治法：证治同前。

用方：散风解毒化斑汤。

处方：防风 6g，浮萍 6g，秦艽 10g，赤芍 10g，丹皮 10g，连翘 15g，大青叶 20g，紫草 10g，泽兰

10g，泽泻10g，水牛角（先煎）10g，生地黄10g，玄参10g，茜草10g，辛夷6g，虎杖10g，炒谷芽10g，炒麦芽10g。14剂，水煎服，日1剂，早晚饭后半小时温服。

医嘱：忌海鲜、羊肉、辣椒。

【继承人按语】

前方减去金银花、黄芩、白茅根、菊花，加入炒谷芽、炒麦芽、虎杖。

加入炒谷芽、炒麦芽，健脾消食和胃；虎杖具有祛风利湿、散瘀解毒、止咳化痰之功，配伍方中，既可解毒利湿凉血散瘀退紫癜，又可止咳化痰治外感余毒不净。

复诊记录5　2009年1月10日

近2个月紫癜未发，大便稍干。

舌象：舌淡红，舌苔淡黄腻。

脉象：脉细滑。

检查：咽红。尿常规（－）。

治法：证治同前。

用方：散风解毒化斑汤。

处方：防风6g，秦艽10g，浮萍6g，黄芩6g，知母6g，连翘15g，生地黄10g，赤芍10g，丹皮10g，大青叶10g，紫草10g，泽兰10g，泽泻10g，水牛角（先煎）10g，茜草 10g，军炭 3g。14 剂，水煎服，日 1 剂，早晚饭后半小时温服。

医嘱：忌海鲜、羊肉、辣椒。

【继承人按语】

前方去玄参、辛夷、虎杖、炒谷芽、炒麦芽，大青叶减至 10g，加入军炭 3g。

患者感冒痊愈，紫癜 2 个月未发，故处方中药味、药量减轻，巩固疗效。因大便稍干，故加入军炭 3g，止血通便。

周老经常给我们讲他对过敏性紫癜病的辨证。过敏性紫癜患者的紫斑不是单纯的斑，确切地说是斑丘疹。斑的病因是血分热毒，丘疹的病因是风、湿、热。斑疹外发迅速说明有风，眼睑浮肿、舌苔较腻等说明有湿，故周老对于过敏性紫癜病的辨证是风湿毒热，邪迫血溢。治以散风利湿，凉血解毒为法。

基本处方为：防风、浮萍、秦艽、生地黄、赤芍、丹皮、大青叶、紫草、水牛角、连翘、泽兰、泽泻、茜草。常用加减：湿热重加滑石、青黛、虎杖、半枝莲，咽红加玄参、黄芩、知母。

过敏性紫癜常会有一些合并症，如腹痛、关节痛、肾炎等，该患者患病后马上就诊，经过周老及时、准确、有力的治疗，紫癜很快消退，没有再发新的紫癜，

紫癜

且没有合并症的出现，非常难得。

老师评阅意见

这是一例过敏性紫癜病例的治验总结。此病多有反复不愈以及易出现包括肾炎、腹痛、便血等多种合并症的倾向。如能正确辨证、正确治疗，中医治疗此病存在明显优势。此总结对于此病的中医病因病机分析、与一些单纯血热所致的发斑不同之处，以及治疗特点、选方用药特点等方面分析甚详，并且甚透彻，甚好。

周耀庭

2009 年 1 月 28 日

案 3

初诊记录　2009 年 9 月 11 日

李某，男，37 岁。

主诉：9 月 4 日诊断过敏性紫癜，双下肢紫癜外发 1 周。

现病史：患者一周前双下肢紫癜外发，在当地医院诊断为过敏性紫癜，紫癜处皮肤微痒。

舌象：舌质红，苔淡黄腻。

脉象：脉弦细滑。

既往史：否认传染病史。季节交替时容易外发荨麻疹。十二指肠溃疡。

过敏史：否认药物、食物过敏史。

体格检查：心肺（－），腹平软，肝脾（－），咽红。

实验室检查：尿常规（－）。

中医诊断：紫癜。

西医诊断：过敏性紫癜。

辨证：风湿毒热，邪迫血溢。

治法：散风利湿，凉血解毒。

用方：散风解毒化斑汤。

处方：防风 10g，浮萍 6g，秦艽 10g，黄芩 10g，生知母 10g，板蓝根 15g，草河车 15g，玄参 15g，生地黄 15g，炒栀子 6g，黄连 6g，连翘 15g，泽兰 10g，泽泻 10g，大青叶 20g，紫草 10g，水牛角（先煎）15g，茜草 10g。14 剂，水煎服，日 1 剂，早晚饭后半小时温服。

医嘱：忌海鲜、羊肉、辣椒。

【继承人按语】

过敏性紫癜与过敏有很大关系。患者发病前患感冒、咽喉疼痛，故此次发病可能与链球菌感染、病毒感染有一定联系，治疗用药应考虑这一因素。周老对本病的治疗方法为散风利湿、凉血解毒为主，防止紫癜继续外发，同时兼顾感冒、咽喉不适的情况。方中黄芩、生知母、板蓝根、草河车、玄参、生地黄、炒栀子、黄连、连翘，既有清热解毒、凉血利湿之功治疗紫癜，又有清热泻火、解毒利咽之功治疗咽红疼痛，一组药物，两种作用，这是周老选药组方的思路之一。

复诊记录 1　2009 年 10 月 13 日

患者突发胃溃疡出血在 301 医院住院治疗，现好转出院。现紫癜少量外发，余无明显不适。

舌象：舌质暗红，舌根部苔淡黄腻。

脉象：脉细滑略数。

实验室检查：尿常规（－）。

治法：证治同前。

用方：散风解毒化斑汤。

处方：防风 10g，浮萍 6g，秦艽 10g，黄芩 10g，生知母 10g，板蓝根 15g，大青叶 20g，紫草 10g，玄参 10g，生地黄 10g，黄连 6g，泽兰 10g，泽泻 10g，水牛角（先煎）15g，蒲黄 10g，五灵脂 10g，茜草 10g，车前子（包）10g，椿根白皮 10g，地榆 10g，三七粉（分冲）1.5g，海螵蛸 10g。14 剂，水煎服，日 1 剂，早晚饭后半小时温服。

医嘱：忌海鲜、羊肉、辣椒。

【继承人按语】

前方去草河车、炒栀子、连翘，加入蒲黄 10g，五灵脂 10g，车前子 10g，椿根白皮 10g，地榆 10g，三七粉 1.5g，海螵蛸 10g。

因患者胃出血刚刚出院，因此在治疗紫癜的大原则不变的前提下，加入蒲黄、五灵脂、三七粉活血止血，地榆凉血止血，椿根白皮、海螵蛸收涩止血，共同防止胃出血复发。

复诊记录 2　2009 年 11 月 27 日

紫癜极少量外发。现咽喉经常不利，喉中有痰，自服消炎药无效。胸闷，太息，寐安，大便正常。

舌象：舌质红，苔薄淡黄腻。

脉象：脉弦细滑。

体检：咽红。

实验室检查：尿常规（－）。

治法：证治同前。

用方：散风解毒化斑汤。

处方：防风 10g，浮萍 6g，秦艽 10g，黄芩 10g，生知母 10g，板蓝根 15g，大青叶 20g，紫草 10g，玄参 10g，生地黄 15g，黄连 6g，泽兰 10g，泽泻 10g，水牛角（先煎）15g，蒲黄炭 10g，五灵脂 10g，茜草 10g，元胡 10g，车前子（包）10g，地榆炭 10g，川楝子 10g，郁金 10g，椿根白皮 10g。14 剂，水煎服，日 1 剂，早晚饭后半小时温服。

医嘱：忌海鲜、羊肉、辣椒。

【继承人按语】

前方加入元胡、川楝子、郁金，去三七粉、海螵蛸。

患者胃出血未复发，故去三七粉、海螵蛸，方中仍然留椿根白皮防止再次出血。患者胸闷，太息，脾气急躁，故加入川楝子、郁金、元胡，疏肝解郁、理气止痛。

复诊记录3　2009 年 12 月 25 日

过敏性紫癜未发。遇冷空气则过敏性皮疹，痒。余无不适。

舌象：舌质红，苔淡黄腻。

脉象：脉弦细滑。

体检：咽红。

实验室检查：尿常规（－）。

治法：证治同前。

用方：散风解毒化斑汤。

处方：防风 10g，浮萍 6g，秦艽 10g，黄芩 10g，生知母 10g，板蓝根 15g，大青叶 20g，紫草 10g，玄参 10g，生地黄 15g，黄连 6g，泽兰 10g，泽泻 10g，茜草 10g，元胡 10g，车前子（包）10g，地榆炭 10g，川楝子 10g，郁金 10g，椿根白皮 10g，白鲜皮 10g，地肤子 10g，生薏苡仁 15g，连翘 15g。14 剂，水煎服，日 1 剂，早晚饭后半小时温服。

医嘱：忌海鲜、羊肉、辣椒。

【继承人按语】

前方去蒲黄、五灵脂、水牛角，加入白鲜皮10g，地肤子10g，生薏苡仁15g，连翘15g。

病情平稳，紫癜未出，故上方去蒲黄、五灵脂、水牛角。近日荨麻疹外发，加入白鲜皮、地肤子、生薏苡仁、连翘。这几味药为周老治疗荨麻疹常用药物；还有一味皂角刺也是经常使用的药物，但因本患者不久前曾经溃疡出血，为防止活血过度，故皂角刺不用。

复诊记录4　2010年1月22日

过敏性紫癜已近2个月未发，但偶有过敏性皮疹。口中黏腻，晨起膝关节酸痛。今日咽喉不适。

舌象：舌质红，舌边青紫，舌苔淡黄腻。

脉象：脉弦细滑。

体检：咽红。

实验室检查：尿常规（-）。

治法：证治同前。

用方：散风解毒化斑汤。

处方：防风10g，浮萍6g，秦艽10g，黄芩10g，生知母10g，板蓝根15g，大青叶20g，紫草10g，玄参15g，生地黄15g，黄连6g，泽兰10g，泽泻10g，茜草10g，元胡10g，车前子（包）10g，地榆炭10g，川楝子 10g，郁金 10g，椿根白皮 10g，白鲜皮 10g，地肤子 10g，生薏苡仁 15g，连翘 15g，炒栀子 6g。14 剂，水煎服，日 1 剂，早晚饭后半小时温服。

医嘱：忌海鲜、羊肉、辣椒。

【继承人按语】

患者紫癜未发已近 2 个月，尿常规（-）。近日有些咽喉不适，为肺胃有热所致，故加入炒栀子以清热泻火，使热从小便而出，给邪以出路。服用 14 剂，巩固疗效。

患者每于季节交替时容易出荨麻疹，表明其为过敏体质。此次患过敏性紫癜也是因过敏导致。临床经常有过敏体质的患者对于是否需要查过敏原的问题，征求周老意见。周老的观点是，检查过敏原意义不大，原因如下：①没有查出过敏原，并不代表没有过敏物质；②查出过敏原，患者不一定能够完全避免接触过敏原。因此周老认为最关键的任务是通过中药治疗，将过敏体质改变，从根本上解决问题。

周老治疗过敏性紫癜的基本辨证为风湿毒热，邪迫血溢；治以散风利湿，凉血解毒为法。基本处方为防风、浮萍、秦艽、水牛角、大青叶、紫草、泽兰、泽泻、茜草。该患者经常皮肤起荨麻疹，周老认为是体内有湿热，外感风邪所致，用疏风解表、散风利湿的方法进行治疗。基本处方为：防风、浮萍、连翘、生薏苡仁、生地黄、赤芍、丹皮、白鲜皮、地肤子、皂角刺、车前子、泽泻。患者还有一些肝郁气滞的表现，周老经常使用的疏肝理气、清泻肝火的药物有川楝子、郁金、黄芩、炒栀子等。

　　该患者过敏性紫癜、荨麻疹、肝郁气滞证、胃出血多种病证于一身，病情极为复杂。针对这种情况，周老认为治疗上要通盘考虑，要有主有次，有急有缓，不能眉毛胡子一把抓。此时最主要的是治疗过敏性紫癜，控制其进一步发展，防止并发症的出现。同时方中配伍少量药物预防胃出血复发。待病情稳定，过敏性紫癜逐步好转后，再配伍治疗荨麻疹及疏肝理气之品。

老师评阅意见

　　过敏性紫癜中医文献虽有少数记载，但叙述甚简，关于此病的病因病机、演变规律、治疗原则等均无处查考。我面对此病，经过多年的临床观察，得出"风湿毒热，邪迫血溢"的病因病机结论，并在治疗中打破"血证禁用风药"之戒，通过散风利湿、凉血解毒治疗，收到良好效果。惟此例同时有胃溃疡，并近期曾经有过胃出血，所以在治疗时亦须适当予以照顾。胃出血由胃溃疡引起，如果同时治疗胃溃疡，就会偏离对当前过敏性紫癜的治疗重点；如果全然不考虑胃溃疡问题，也不妥当。当前胃溃疡存在出血倾向，所以当前治疗方针是治疗过敏性紫癜为主，方中同时加入蒲黄、五灵脂、三七粉活血止血，地榆凉血止血，椿根白皮、海螵蛸涩血止血之品，以防再次出现出血。李明老师此总结能够清晰而明确地反映上述思路，甚好。

周耀庭

2010 年 2 月 6 日

案 4

初诊记录　2009 年 12 月 4 日

邓某，女，18 岁。

主诉：过敏性紫癜肾 1 年半。

现病史：患者 2008 年 5 月诊断为过敏性紫癜肾。双下肢紫癜反复发作，逐渐加重。2009 年 5 月至今已反复发作 3 次。近日感冒，鼻塞，咳嗽，双下肢紫癜外发。

舌象：舌质红，苔淡黄腻。

脉象：脉弦细滑。

既往史：否认传染病史。

过敏史：否认药物、食物过敏史。

体格检查：咽红。扁桃体Ⅰ度肿大。

实验室检查：尿常规检查：尿潜血最多时（3+），尿蛋白阴性。

中医诊断：紫癜。

西医诊断：过敏性紫癜肾。

辨证：风湿毒热，邪迫血溢。

治法：散风利湿，凉血解毒。

用方：散风解毒化斑汤（周老自拟方）。

处方：防风10g，浮萍6g，秦艽10g，黄芩10g，炒栀子6g，辛夷10g，菊花6g，连翘15g，生地黄15g，玄参10g，赤芍10g，丹皮10g，水牛角（先煎）10g，泽兰10g，泽泻10g，茜草10g。7剂，水煎服，日1剂，早晚饭后半小时温服。

医嘱：忌海鲜、羊肉、辣椒。

【继承人按语】

发斑色红表明血分有热毒；丘疹样斑点、斑疹外发迅速说明有风；舌苔较腻等说明有湿；尿潜血为热毒深入血分，破血妄行所致。故辨证为风湿毒热，邪迫血溢。治以散风利湿，凉血解毒为法。

方中防风、浮萍、秦艽均为风药，风药既可散风又能胜湿，起到散风利湿的作用。生地黄、赤芍、丹皮、水牛角凉血解毒。连翘、泽兰、泽泻清热利湿。赤芍、丹皮、茜草凉血化瘀。以上药物用于治疗紫癜。患者近日感冒，故加入辛夷、菊花、黄芩、炒栀子清肺解毒利窍；玄参既可利咽又可消斑，可谓一举两得。诸药配伍，共奏散风利湿，凉血解毒之功。

复诊记录 1　2009 年 12 月 11 日

服上药后双下肢紫癜未发。再次感冒，鼻塞，流涕，咳嗽。

舌象：舌质暗红，舌苔淡黄腻。

脉象：脉细滑。

检查：咽红。

治法：证治同前。

用方：散风解毒化斑汤。

处方：防风 10g，浮萍 6g，秦艽 10g，黄芩 10g，炒栀子 6g，辛夷 10g，菊花 6g，连翘 15g，生地黄 15g，玄参 10g，赤芍 10g，丹皮 10g，水牛角（先煎）10g，泽兰 10g，泽泻 10g，茜草 10g，桑叶 10g，杏仁 10g，牛蒡子 6g，炙枇杷叶 10g，浙贝母 10g。7 剂，水煎服，日 1 剂，早晚饭后半小时温服。

医嘱：忌海鲜、羊肉、辣椒。

【继承人按语】

紫斑未再发，病情好转，治疗原则不变。近日感冒较重，是因风热外感，肺气不宣，加入桑叶 10g，杏仁 10g，牛蒡子 6g，炙枇杷叶 10g，浙贝母 10g，疏风清热，宣肺化痰。

复诊记录 2　2009 年 12 月 18 日

双下肢紫癜未发。感冒基本痊愈，偶有鼻塞。近日又发结合膜炎。

舌象：舌质红，舌苔淡黄腻。

脉象：脉浮滑略数。

检查：咽微红。

治法：证治同前。

用方：散风解毒化斑汤。

处方：防风10g，浮萍6g，秦艽10g，黄芩10g，炒栀子6g，辛夷10g，菊花6g，连翘15g，生地黄15g，玄参10g，赤芍10g，丹皮10g，水牛角（先煎）10g，泽兰10g，泽泻10g，茜草10g，桑叶10g，木贼6g，草决明10g，茺蔚子10g，生侧柏10g，蒲黄炭10g。7剂，水煎服，日1剂，早晚饭后半小时温服。

医嘱：忌海鲜、羊肉、辣椒。

【继承人按语】

感冒愈，前方去杏仁、牛蒡子、炙枇杷叶、浙贝母。患者近日发结合膜炎，为肝经风热所致，故加入木贼6g，草决明10g，茺蔚子10g，与桑叶配伍，以疏风清热凉肝。尿潜血阳性，为邪迫血溢所致，故加入生侧柏10g，蒲黄炭10g，加强全方凉血止血之功。

复诊记录3　2010年1月15日

双下肢紫癜未发。感冒痊愈。结合膜炎痊愈。

舌象：舌质红，舌苔淡黄腻。

脉象：脉弦细滑。

实验室检查：尿常规检查：潜血阴性，红细胞偶见，蛋白阴性。

治法：证治同前。

用方：散风解毒化斑汤。

处方：防风10g，浮萍6g，秦艽10g，黄芩10g，连翘15g，生地黄15g，泽兰10g，泽泻10g，水牛角（先煎）10g，赤芍10g，丹皮10g，大青叶20g，紫草10g，炒栀子6g，草决明10g，凌霄花6g，茵陈15g，藿香10g，生侧柏10g。7剂，水煎服，日1剂，早晚饭后半小时温服。

医嘱：忌海鲜、羊肉、辣椒。

【继承人按语】

感冒痊愈，去辛夷、菊花、玄参、桑叶。结合膜炎痊愈，去木贼、茺蔚子。紫斑已不外发，但尿中偶见红细胞，故去蒲黄炭、茜草，加入大青叶20g，紫草10g，凌霄花6g，增强方中凉血解毒，化瘀止血之功。患者舌苔黄腻，加入茵陈15g，藿香10g，芳香化湿，清化湿热。

复诊记录4　2010年1月22日

双下肢紫癜未发。余无不适。

舌象：舌质红，舌苔根部淡黄腻。

脉象：脉弦细滑。

实验室检查：尿常规检查：潜血阴性，蛋白阴性。

治法：证治同前。

用方：散风解毒化斑汤。

处方：防风 10g，浮萍 6g，秦艽 10g，黄芩 10g，连翘 15g，生地黄 15g，泽兰 10g，泽泻 10g，水牛角（先煎）10g，赤芍 10g，丹皮 10g，大青叶 20g，紫草 10g，炒栀子 6g，草决明 10g，生侧柏 10g，蒲黄炭 10g，白茅根 15g。7 剂，水煎服，日 1 剂，早晚饭后半小时温服。

医嘱：忌海鲜、羊肉、辣椒。

【继承人按语】

紫斑未发，尿常规检查阴性。前方去凌霄花、茵陈、藿香，加入蒲黄炭 10g，白茅根 15g，加强方中凉血止血之功。服 7 剂，以巩固疗效。

本例患者为过敏性紫癜肾炎，属于过敏性紫癜的合并症之一。对于这种肾炎的治疗，周老强调应与治疗紫癜的方法相结合，不可拘泥于肾无实证之说，更不可盲目使用六味地黄丸之类补肾。

肾炎同时仍有紫癜，以治疗紫癜为主，酌加小蓟、生侧柏、白茅根、生侧柏、赤小豆、地榆炭、茜草根、三七面、血余炭等；出血明显者，加三七面即可。如果紫癜得到控制，则肾炎亦可好转，此为治本之法。

肾炎蛋白尿、血尿不消，紫癜已无者，可适当减少散风药物；无明显湿证表现，亦可减祛湿药物。此时方用四生丸合小蓟饮子加减，凉血止血。药物常用：连翘、赤小豆、大青叶、紫草、生侧柏、小蓟、赤芍、丹皮、生地黄。肾炎时间较长，血尿明显者，应加涩血止血药，而减清热止血药：可加棕榈炭、旱莲草、血余炭、棕榈炭、旱莲草、仙鹤草；加强药力可用茜草炭、地榆、仙鹤草，甚则加用三七面、云南白药。

本例过敏性紫癜性肾炎属于肾炎早期，临床表现仍有紫斑外发，肾炎不太严重，治疗原则是以散风利湿、凉血解毒治疗紫癜为主。及时治疗感冒，祛除诱因，对控制病情发展是非常重要的一个环节。逐步加入生侧柏、白茅根、蒲黄炭凉血止血，收涩止血，以同时治疗肾炎血尿。

虽然该患者病1年半，反复发作已合并肾炎，病情比较复杂，但周老辨证准确，治疗思路清晰，治疗方法恰当，经过7周的中药治疗，紫斑未再外发，尿常规检查阴性，疗效非常显著。

老师评阅意见

过敏性紫癜合并肾炎，辨证治疗仍不能离开紫癜本身。此例整个治疗过程，较好地反映这一规律。李明老师此总结甚详，切近我的思路。治疗过敏性紫癜，由于其并发症较多，治法亦须随证加减变化。此例除合并肾炎外，还出现鼻炎、眼结合膜炎等，总结中反映了在坚持总治疗原则同时灵活加减，所谓"治法在人"。

周耀庭

2010 年 2 月 8 日

过敏性紫癜性肾炎

初诊记录 2010 年 1 月 29 日

刘某，男，22 岁。

主诉：过敏性紫癜合并肾炎 1 年。

现病史：1 年前工作劳累，反复感冒，后出现双下肢皮肤紫癜外发，散在片状，绿豆大小，色红，略高出皮肤，微痒，持续 3 ~ 4 天消退，但反复发作，至今不愈。在某西医医院诊断为：过敏性紫癜合并肾炎。因患者惧怕服用西药，一直采用中医药治疗，病情没有得到控制。现双下肢皮肤紫癜外发 4 天，散在，小米大小，色暗红，微痒。纳可、眠安，二便如常。舌边尖红，根部淡黄腻苔，脉细滑略数。

既往史：反复咽喉不利，荨麻疹，过敏性眼炎。

过敏史：笋。

体格检查：咽微红。双下肢皮肤散在紫癜，红色，褐色。

辅助检查：患病 1 年间，尿常规：尿潜血（＋－）至（2+）范围，尿蛋白阴性。2010 年 1 月 25 日查尿常规：潜血（＋），蛋白（－）。

中医诊断：紫癜风。

西医诊断：过敏性紫癜肾。

辨证：风湿毒热，邪迫血溢。

治法：散风利湿，凉血解毒。

处方：防风 6g，浮萍 6g，秦艽 10g，黄芩 10g，连翘 15g，炒栀子 6g，生地黄 20g，泽兰 10g，泽泻 10g，大青叶 20g，紫草 10g，赤芍 10g，丹皮 10g，生侧柏 10g，小蓟 10g，蒲黄炭 10g，石韦 10g，瞿麦 10g，金钱草 20g。7 剂，水煎服，日 1 剂，早晚饭后半小时温服。

【继承人按语】

对紫癜周老是这样分析的：紫癜外发迅速，皮肤瘙痒，有时有局限性水肿，表明有风；苔腻、水肿、发斑以双下肢为主，表明有湿；反复感染后出现发斑，且斑色紫暗，表明有毒热。风湿毒热多病因侵犯人体，邪迫血溢导致紫癜外发。因此治疗本病单纯凉血并不对证，效果不佳，而应采取散风利湿、凉血解毒的方法，全面照顾，才能取得良好的效果。本病有一个重要的合并症，就是紫癜性肾炎。周老认为临证应与治疗紫癜的方法相结合。早期紫癜性肾炎，尚有紫癜外发者，治疗原则是以治疗紫癜为主，酌加清热凉血止血之品；紫癜性肾炎日久，紫癜已不外发，治疗原则是适当减少散风、祛湿、凉血解毒之品，酌加收涩止血之品。对于紫癜性肾炎不可拘泥于肾无实证之说，更不可用六味地黄丸之类。

复诊记录 1　2010 年 2 月 5 日

药后紫癜未外发，自觉双下肢困重，纳可，二便如常。舌尖红，舌苔中根部淡黄腻较厚，脉弦细滑。

证治同前。

处方：上方加茵陈 15g，茯苓 15g，7 剂。

【继承人按语】

紫癜未外发，效不变法。下肢困重、舌苔厚腻，表明湿邪较重，故加入茵陈、茯苓增强祛湿之力。

复诊记录 2　2010 年 2 月 12 日

紫癜未外发，下肢困重减轻，近日咽喉不利，皮肤微痒，纳可，二便正常。咽红，舌尖红，舌苔中根部淡黄腻较厚，脉弦细滑。

今查尿常规：BLD（＋－），PRO（－）。

证治同前。

处方：上方加野菊花 15g。服 7 剂。

【继承人按语】

效不变法。加野菊花 15g，目的有二：①患者反复咽喉不利、咽红，是肺热不净的表现，加入野菊花增强清热解毒之力；②患者既往有荨麻疹反复发作病史，自述有欲发作趋势，周老认为荨麻疹其病因为体内湿热、外感风邪所致，加入清热解毒的野菊花，与原方中散风利湿凉血药物配伍，起到加强治疗作用。

复诊记录 3　2010 年 2 月 26 日

患者春节期间食笋过敏，致双下肢紫癜外发，散在，但数量较前明显减少，颜色浅，消退快，第 2 天即消退干净。咽微红，舌尖红，舌苔根部淡黄腻厚度减退，脉弦细滑。

今查尿常规：BLD（﹣），PRO（﹣）。

证治同前。

处方：上方继服 14 剂。

【继承人按语】

患者春节期间忌口不严，导致紫癜外发，但强度较前明显减轻，且尿常规化验检查没有出现异常，说明病情大有好转。

周老认为患者过敏性紫癜已经影响到肾，虽然目前紫癜外发好转，尿常规检查正常，但必须坚持服药，巩固疗效，防止复发。

患者听从周老建议，坚持服药至2010年5月21日，治疗原则不变。

紫癜未再外发，尿常规检查每周1次，均正常。

老师评阅意见

过敏性紫癜具有多方面自身特点。虽说此病也包括在发斑范畴，但它基本属于内、儿科杂病范畴，临床特点不同于外感热病发斑，因此治疗不能套用温病化斑法，必须根据其自身特点，即风湿毒热瘀多因致病的特点，加以有针对性调治。李明老师此总结甚为系统而详尽，切近我的思路。

周耀庭

2011年3月5日

色素性紫癜性皮肤病

案1

初诊记录 2008年9月26日

刘某，女，46岁。

主诉：双下肢反复紫斑外发6年余。

现病史：患者2002年开始双下肢紫斑外发，有逐年加重趋势，严重时双上肢也有少量外发，每于月经前加重，月经后减轻。2008年2月开始病情明显加重，每次发作持续2个月才可逐渐消退，微痒。近日感冒，平时大便干。

舌象：舌尖红，苔淡黄腻。

脉象：脉沉弦细。

实验室检查：尿常规（－）。

体格检查：咽红。

中医诊断：发斑。

西医诊断：色素性紫癜性皮肤病。

辨证：湿热毒内蕴，外感风邪。

治法：清热利湿，凉血解毒，散风透邪。

用方：燥湿祛瘀化斑汤（周老自拟方）。

处方：防风 10g，浮萍 6g，秦艽 10g，苍术 10g，黄柏 10g，连翘 15g，生地黄 20g，玄参 15g，赤芍 10g，丹皮 10g，苦参 6g，生薏苡仁 10g，白鲜皮 10g，地肤子 10g，皂角刺 5g，大黄炭 6g，板蓝根 15g，黄芩 10g。7 剂，水煎服，日 1 剂，早晚饭后半小时温服。

医嘱：预防感冒，忌食辛辣刺激食物，禁用温补之品。

【继承人按语】

患者病变以双下肢为主，且迁延日久不愈，多湿邪；紫斑外发伴有轻微痒感，兼风邪；发斑颜色红紫，多热毒。故周老将本病辨证为湿热毒内蕴，外感风邪。

治以清热利湿，凉血解毒，散风透邪为法。

复诊记录1 2008 年 10 月 31 日

感冒愈。紫斑外发减少。余无不适。

舌象：舌尖红，舌苔淡黄。

脉象：脉弦细滑。

治法：证治同前。

用方：燥湿祛瘀化斑汤（周老自拟方）。

处方：防风 10g，浮萍 6g，秦艽 10g，苍术 10g，黄柏 10g，生地黄 20g，玄参 20g，赤芍 10g，丹皮 10g，大青叶 20g，紫草 10g，苦参 10g，连翘 15g，泽兰 10g，泽泻 10g，白鲜皮 10g，地肤子 10g，皂角刺 5g，大黄炭 6g。7 剂，水煎服，日 1 剂，早晚饭后半小时温服。

医嘱：预防感冒，忌食辛辣刺激食物，禁用温补之品。

【继承人按语】

去板蓝根、黄芩、生薏苡仁，玄参增至 20g，苦参增至 10g，加入大青叶 20g，紫草 10g，泽兰 10g，泽泻 10g。

症状缓解，说明辨证、立法、用药准确。感冒愈，故去板蓝根、黄芩。去生薏苡仁，玄参、苦参加量，加入大青叶、紫草、泽兰、泽泻，目的是增强方中清热凉血解毒、清热祛湿的作用。

复诊记录 2　2008 年 11 月 7 日

上方服后，未发新斑。平素皮肤容易过敏，多伴痒，二便正常。

舌象：舌尖红，舌苔根部淡黄腻。

脉象：脉沉弦细。

治法：证治同前。

处方：同前方。7 剂，水煎服，日 1 剂，早晚饭后半小时温服。

医嘱：预防感冒，忌食辛辣刺激食物，禁用温补之品。

【继承人按语】

效不更方，继服 7 剂，巩固疗效。

复诊记录 3　2008 年 11 月 14 日

上方服后，未再新发紫斑。双小腿少量色素沉着。自觉上火，前额不适。

舌象：舌尖红，舌苔根部淡黄腻。

脉象：脉沉弦细。

治法：证治同前。

处方：上方加茜草 10g。14 剂，水煎服，日 1 剂，早晚饭后半小时温服。

医嘱：预防感冒，忌食辛辣刺激食物，禁用温补之品。

【继承人按语】

紫斑色素消退较慢，是因离经之血停留肌肤所致，故加入具有凉血止血、活血祛瘀之功的茜草10g，使止血不留瘀，凉血散瘀，促进色斑消退。服14剂，巩固疗效。

复诊记录4　2008年11月28日

紫斑未发，色素沉着有所减退。上方服后，上火好转，夜寐多梦，夜尿多。

舌象：舌尖红，舌苔中部淡黄腻。

脉象：脉弦细滑。

治法：证治同前。

处方：上方加合欢皮15g，炒枣仁10g。14剂，水煎服，日1剂，早晚饭后半小时温服。

医嘱：预防感冒，忌食辛辣刺激食物，禁用温补之品。

【继承人按语】

多梦是因肝阴血不足，肝气郁滞，肝郁化火所致，故上方加入酸枣仁以养血安神，清热除烦；加入合欢皮以安神解郁，和血除烦。服14剂，巩固疗效。

复诊记录5　2008年12月12日

紫斑未发已6周，前日单位体检，一切正常，无阳性指标。现睡眠好转。

舌象：舌质淡红，有齿痕，舌苔淡黄腻。

脉象：脉弦细滑。

治法：证治同前。

处方：同前方。14剂，水煎服，日1剂，早晚饭后半小时温服。

医嘱：预防感冒，忌食辛辣刺激食物，禁用温补之品。

【继承人按语】

病情平稳，紫斑已6周未发，睡眠基本正常。该病容易反复，故仍需中药巩固，上方继服14剂，以巩固疗效。

复诊记录6　2008年12月26日至2009年9月4日

患者病情平稳，未发新斑。偶有感冒，鼻塞、流涕、咽痛等。周老在治疗时，基本治疗方针不变，根据病情变化，在上方的基础上稍作随证加减。2009年9月4日复诊时，周老嘱咐患者，可以停药了。

【继承人按语】

色素性紫癜性皮肤病是一组由淋巴细胞介导的红细胞外渗所致的疾病。发病原因不明，可能与毛细血管壁病变有关，重力和静脉压升高是重要的局部诱发因素，某些药物（如硫胺类、非那西丁、阿司匹林等）也可引起发病。皮损为瘀点或瘀斑，常对称发于患者小腿，消退较慢，有不同程度的瘙痒，病程漫长，可迁延数月或数年。

本病之紫癜多以双下肢为主，且迁延日久不愈，多湿邪；紫斑外发伴有轻微痒感，兼风邪；发斑色红紫，多热毒。故周老认为本病的病因病机为：湿热毒内蕴，外感风邪。其中湿热明显，并有夹瘀，风毒较轻。治疗以清热利湿，凉血解毒，活血化瘀，散风透邪为法。其中清热燥湿为主，散风解毒为辅。

周老治疗本病基本处方：防风、浮萍、秦艽、苍术、黄柏、生地黄、赤芍、丹皮、白鲜皮、地肤子、皂角刺、军炭。

方义分析：防风、浮萍、秦艽配伍，作用有三：①散风透邪；②风能胜湿；③兼具祛湿作用。苍术、黄柏，清热燥湿。生地黄、赤芍、丹皮，凉血解毒。白鲜皮、地肤子、皂角刺，燥湿止痒。军炭，泻热毒，行瘀血，止出血。诸药配伍，共奏清热利湿，凉血解毒，散风透邪之功。

周老常用以下药物加减治疗。湿热重者加生薏苡仁、连翘、苦参、泽兰、泽泻、青黛，清热祛湿。紫斑色红，血热重者加大青叶、紫草、水牛角，凉血解毒消斑。有明显色素沉着者加茜草，凉血散瘀消斑。

老师评阅意见

　　色素性紫癜性皮肤病，以中老年居多，常迁延难愈。对此西医无特效疗法。中医如果治疗得法，可获良好效果。李明老师此总结，阐明了该疾病的主要病因病机、治疗原则与方法，符合我的经验与观点，很好。但是对于该病的独特性还须深入分析，尤其是与过敏性紫癜有诸多相似之处，对二者诊断、辨证、治疗用药等方面，当须对其异同点作深入思考。此病与过敏性紫癜发病部位相近，二者斑片分布均以两下肢为主，呈对称性分布。然而前者斑色红紫，此病斑色紫黑；前者发病年龄多为儿童与青壮年，而此病则多发于中老年；治法方面，前者重在凉血解毒，此则重在祛湿化瘀。

周耀庭
2009 年 2 月 8 日

案 2

初诊记录　2011 年 5 月 20 日

刘某，男，72 岁。

主诉：腰部以下皮肤紫癜 1 月余。

现病史：患者 1 月前因双下肢皮肤紫癜去某西医医院就诊，经过各种检查，最终诊断色素性紫癜性皮肤病。曾按医嘱服用维生素 C，紫癜仍外发不止，病情逐渐加重，紫癜外发已由初起小腿紫癜，向上发展，目前已发展至腰部。刻下症：腰部以下至足背皮肤紫癜，片状、色红、微痒，自觉腿部皮肤肌肉沉重、伴胀刺痛感，二便正常，无鼻血。舌质暗红，舌根部淡黄腻苔，脉弦细滑。

既往史：20年前曾患血小板减少性紫癜，已愈。

体格检查：腰部以下至足背皮肤紫癜，片状、色红。

辅助检查：血小板计数检查正常。

中医诊断：紫癜。

西医诊断：色素性紫癜性皮肤病。

辨证：湿热毒内蕴，外感风邪，湿邪偏重。

治法：清热利湿，凉血解毒，散风透邪。

处方：防风10g，浮萍6g，秦艽10g，苍术10g，黄柏10g，生地黄15g，玄参15g，赤芍10g，丹皮10g，连翘15g，泽兰10g，泽泻10g，大青叶20g，紫草10g，苦参10g，茜草10g，桃仁10g，红花10g，制乳香6g，制没药6g，大黄炭3g。7剂，水煎服，日1剂，早晚饭后半小时温服。

【继承人按语】

紫斑外发于下肢、有痒感、脉弦滑，提示湿热毒内蕴，外感风邪；舌苔较腻提示湿邪偏重。故治以清热利湿，凉血解毒，散风透邪。方中防风、浮萍、秦艽散风祛湿，苍术、黄柏清热燥湿，配伍苦参，使燥湿之力更胜一筹；连翘、泽兰、泽泻清热利湿，生地黄、玄参、大青叶、紫草凉血解毒；赤芍、丹皮、茜草、大黄炭活血清热；桃仁、红花、乳香、没药活血化瘀，促进紫斑消退。

复诊记录1　2011年6月3日

药后紫癜未外发，腰臀部紫斑已完全消失，大腿以下紫斑颜色变浅，斑片缩小，无瘙痒，大便通畅成形，每日2次，咽微红，舌质暗红，根部淡黄腻苔，脉沉滑。

处方：上方加蛇蜕6g，生薏苡仁15g，黄芩10g。14剂，水煎服，日1剂，早晚饭后半小时温服。

【继承人按语】

患者皮损明显好转，证治同前。本病特点为湿邪偏重，故加清热燥湿的黄芩，清热利湿的生薏苡仁，增强祛湿之功。周老认为本病有疥癣性质，蛇蜕可以治疗顽癣，故加入蛇蜕以增强疗效。

复诊记录2　2011年6月17日

紫癜未外发，大腿紫斑已消退，现双下肢膝关节以下皮肤有暗红色色素沉着，不痒，腿部皮肤肌肉沉重、伴胀刺痛感觉已无。舌质暗红，舌前少苔，根部淡黄腻苔，厚度减退。脉弦滑。

处方：上方茜草增至15g，加丹参15g。14剂，水煎服，日1剂，早晚饭后半小时温服。

【继承人按语】

紫癜已不外发，陈旧性色素沉着正逐步减退，不适感消失，本病基本痊愈。色素沉着是皮肤有瘀血的表现，故将茜草量增加，再配伍丹参，增强化瘀消斑之功。周老嘱，继续服药14剂，即可以停药。

1. 患者自述：患病初期首先去西医医院就诊，挂号费从5元、7元到14元，就诊科室从皮肤科看到血液科，大夫所开药物，从服维生素C到"喝白开水排毒"，患者病情没有好转，且有发展趋势。故想到来周老处就诊。疗效如此显著，患者非常高兴。

2. 周老临床善治各种紫癜，其中本病与过敏性紫癜二者外发的都是紫斑，都好发于下肢，而且均有痒感，但我发现周老对于这两种疾病在选药治疗上不尽相同，而疗效却都非常显著。下面根据侍诊体会，将这两种疾病做一对比，见表2。

老师评阅意见

色素性紫癜性皮肤病，全称"色素性紫癜性苔藓样皮病"，西医属于皮肤科病证。在中医看来，其病着眼于全身病变的皮肤表现。此病从发病部位、分布、皮肤表现等均与过敏性紫癜相近似，但同时又具有其自身特点，治疗亦同中有异。李明老师在此例的总结

表 2　色素性紫癜性皮肤病与过敏性紫癜异同

	色素性紫癜性皮肤病	过敏性紫癜
相同点	外发紫斑，好发于下肢，有痒感	
患者年龄	中老年为多	儿童、青年为主
出斑时间	缓慢	较快
回斑时间	缓慢	较快
色素遗留程度	明显	较轻
色素遗留时间	较长	较短
合并症	少，偶尔也可合并肾炎	腹痛；关节痛；肾炎
病因病机	辨证：湿热毒内蕴，外感风邪。湿热较著，血瘀较重	辨证：风湿毒热，邪迫血溢。风气较胜，热毒亦胜
治疗方法	清热解毒利湿，散风透邪。清热燥湿为主，散风解毒为辅，加强活血化瘀。常用苍术、黄柏、苦参燥湿。桃仁、红花、乳香、没药活血	散风利湿，凉血解毒。凉血解毒为主。常用水牛角

中详述了此二者的异同点，甚好。此病血瘀较为突出，故在治疗时除了散风利湿、凉血解毒等病因治疗同时，需要采用强有力的活血化瘀法。一般不用顾虑强力活血会加重出血倾向。事实证明，如上治疗，不仅不会加重出血，反而促进瘀斑消退。

周耀庭

2011 年 6 月 22 日

血小板减少性紫癜

初诊记录 2009 年 7 月 31 日

王某，男，28 岁。

主诉：特发性血小板减少性紫癜 1 年半。

现病史：牙龈出血，皮肤少量紫斑 1 年。2 个月前住朝阳医院检查，诊断为原发性血小板减少性紫癜。血小板最低为 $5 \times 10^9/L$，丙种球蛋白治疗 2 天后血小板升至 $76 \times 10^9/L$ 出院。但停药后血小板急剧下降，后曾口服激素每天 60mg，服用 5 天。现停用激素，自觉胸闷，前天查血小板为 $10 \times 10^9/L$。

自述从小内热较盛，不易感冒，基本无高热，体质较好，爱好运动。近日感冒。多汗。

舌象：舌边尖红，舌苔根部淡黄腻。

脉象：脉沉滑。

既往史：过敏性鼻炎；甲亢；面部、双手皮肤寻常疣；皮肤容易过敏。

实验室检查：2009 年 7 月 29 日血常规检查，血小板 $10 \times 10^9/L$。

体格检查：咽红。

中医诊断：发斑。

西医诊断：特发性血小板减少性紫癜。

辨证：湿热毒内蕴，邪入血分，消耗阴血。

治法：清热解毒，凉血透邪，滋阴养血。

用方：养血解毒消斑汤（周老自拟方）。

处方：蝉蜕 6g，桑叶 10g，桔梗 6g，生甘草 6g，黄芩 10g，知母 10g，板蓝根 20g，草河车 15g，秦艽 10g，青蒿 10g，生地黄 15g，玄参 15g，赤芍 10g，丹皮 10g，生阿胶（烊化）10g，土大黄 6g，茜草 10g，鹿角胶（烊化）10g，银柴胡 10g，浮小麦 15g。7 剂，水煎服，日 1 剂，早晚饭后半小时温服。

医嘱：忌食辛辣、油腻食物；避免过度劳累。

【继承人按语】

患者自小内热较盛体质，虽然自认为不易感冒，但咽喉充血明显，说明体内热毒清解不及时、不彻底，日久成毒，深入血分，消耗阴血导致本病。皮肤寻常疣、患者皮肤容易过敏，表明体内还兼有湿邪。舌苔、脉象也说明体内有湿热毒。故本例患者辨证为湿热毒内蕴，邪入血分，消耗阴血。治以清热解毒，凉血透邪，滋阴养血为法。

蝉蜕、桑叶、桔梗、生甘草、黄芩、知母、板蓝根、草河车，清热解毒，宣肺利咽，疏风透邪；生地黄、玄参、赤芍、丹皮，凉血解毒消斑；生阿胶、鹿角胶，滋阴养血；土大黄、茜草，清热凉血，散瘀消斑；青蒿、秦艽、银柴胡，清透阴分之热；浮小麦，清热止汗。诸药配伍，共奏清热解毒，凉血透邪，滋阴养血之功。

患者症状虽然不多，但目前血小板 $10 \times 10^9/L$ 过低，嘱患者注意休息，不要过于劳累，防止出现意外。

复诊记录 1   2009 年 8 月 7 日

患者服用大量红枣、花生、牛羊肉等补养食物，近日咽痛，牙龈出血，自服牛黄消炎片好转。近 3 天皮肤寻常疣增多，皮肤瘙痒。

舌象：舌边尖暗红，舌苔根部淡黄腻。

脉象：脉弦细滑。

实验室检查：2009 年 8 月 7 日血常规检查，血小板 $34 \times 10^9/L$。

辨证：湿热毒内蕴，外感风邪，阴血不足。

立法：散风利湿，凉血解毒，滋阴养血。

用方：养血解毒消斑汤。

处方：防风 10g，浮萍 6g，秦艽 10g，蝉蜕 6g，桑叶 10g，牛蒡子 10g，板蓝根 15g，草河车 15g，黄芩 10g，知母 10g，连翘 15g，生地黄 15g，赤芍 10g，丹皮 10g，生薏苡仁 15g，车前子（包）10g，泽泻 10g，白鲜皮 10g，地肤子 10g，皂角刺 5g，土大黄 6g，银柴胡 10g，大黄炭 6g，茜草 10g。7 剂，水煎服，日 1 剂，早晚饭后半小时温服。

医嘱：忌食辛辣、油腻食物，停食羊肉、牛肉、大枣、花生停。

【继承人按语】

上药 7 服后,血小板升至 34×10^9/L。

本周患者自认为血小板低,进食大量补养之品,近日有些上火,皮肤扁平疣大量外发。此为湿热毒内蕴,外感风邪所致。病情有变,故周老对患者辨证治疗有所改变。此次辨证为湿热毒内蕴,外感风邪,阴血不足。治以散风利湿,凉血解毒,滋阴养血为法。

方义分析:蝉蜕、桑叶、牛蒡子、板蓝根、草河车、黄芩、知母、连翘,清热解毒,宣肺利咽,治疗咽喉疼痛。防风、浮萍、连翘、生薏苡仁、车前子、泽泻、白鲜皮、地肤子、皂角刺、大黄炭,散风清热,祛湿止痒,治疗皮肤寻常疣及红疹。银柴胡,清热凉血,治疗阴血不足,血分伏热。大黄炭,解毒凉血,止血化瘀,大便干燥时配伍使用一举两得。

此次因患者皮肤寻常疣及红疹外发较多,滋阴养血的鹿角胶、生阿胶不利于对皮肤湿热的祛除,妨碍皮肤寻常疣的治疗,故暂时停用。

复诊记录 2　2009 年 8 月 14 日

皮肤寻常疣全部脱落,红疹消退,已无瘙痒。头晕轻。大便 1 ~ 2 日一行。

舌象:舌边尖红,舌苔根部淡黄腻。

脉象：脉沉弦细。

实验室检查：2009 年 8 月 14 日血常规检查，血小板 79×10^9/L。

检查：咽红。

治法：证治同前。

用方：养血解毒消斑汤。

处方：防风 10g，浮萍 6g，秦艽 10g，蝉蜕 6g，桑叶 10g，牛蒡子 10g，板蓝根 15g，草河车 15g，黄芩 10g，知母 10g，连翘 15g，生地黄 15g，赤芍 10g，丹皮 10g，生薏苡仁 15g，车前子（包）10g，泽泻 10g，白鲜皮 10g，地肤子 10g，皂角刺 5g，土大黄 6g，银柴胡 10g，大黄炭 6g，茜草 10g。7 剂，水煎服，日 1 剂，早晚饭后半小时温服。

医嘱：忌食发物。

【继承人按语】

病情稳定，患者咽喉充血明显，故板蓝根、草河车均增至20g，清热解毒利咽。服 14 剂，巩固疗效。

原发性血小板减少性紫癜（ITP）是一种由于血小板破坏增多而引起的常见出血性疾病。该病在中医学中属于"血证"范畴。本例患者激素依赖。周老通过单纯中药治疗 2 周，患者血小板从 10×10^9/L 升至 79×10^9/L，实属难得。

原发性血小板减少性紫癜临床表现有发斑。发斑要辨阴阳，即辨阴斑、阳斑。阳斑主要因为血热迫血妄行所致；阴斑主要因为正气不足，特别是脾肾两虚所致。周老认为本病一般为虚实夹杂，故具有阴斑和阳斑双重特性。

周老认为临床最常见的是毒热不净，灼伤血络型。该型多为急性期，中医认为与感染有关，反复上呼吸道感染，热毒之邪不能及时解除，潜伏体内，深入血分，导致血热，从而消耗阴血，致使热毒不净。症状除瘀点斑点以外，兼有热象，特别是咽红，舌红，苔黄，脉细滑略数。治疗以解毒凉血，滋阴生津为法。方剂选用犀角地黄汤加减。常用药物有：白茅根、生地黄、赤芍、丹皮、紫草、大青叶、水牛角、元参、麦冬、银花、连翘。若出血明显，常加三七面；咽红，有上呼吸道感染现象者，加蝉蜕、牛蒡子、黄芩、知母、板蓝根，以利咽清肺热。

临床其次可见到阴虚血燥，血不归经型，此型多发生在慢性阶段。症状见有面色苍黄，身体消瘦，身上散在瘀点瘀斑，可有疲乏无力，手足心热，苔少，脉细。以阴虚不足为主，毒热不明显。治以滋阴养血，和血止血为法。方剂选用加减复脉汤。常用药物有：生地、熟地、麦冬、阿胶（滋阴养血；止血）、芍药、当归、龟板、旱莲草、仙鹤草（止血）、生侧柏等。

若出血明显，也可加三七面。

周老认为临床患者常以上两型兼而有之。故常辨证为热毒不净，阴血不足，阴虚血燥；治以凉血解毒，滋阴养血，和血止血为法。方用加减复脉汤类化裁。

本例患者除具有上述原发性血小板减少症一般患者的特点外，风湿内蕴，兼感风邪较为明显，因此治疗时还要照顾到散风利湿方面。因此从散风利湿，凉血解毒，滋阴养血全方位展开治疗。

本例患者主要处方用药分析如下：防风、浮萍、生薏苡仁、车前子、泽泻、白鲜皮、地肤子、皂角刺、秦艽，散风利湿。生地黄、生阿胶、赤芍、丹皮、茜草、土大黄、银柴胡、大黄炭，滋阴清热，凉血活血。蝉蜕、桑叶、牛蒡子、板蓝根、草河车、黄芩、知母、连翘，清肺热，利咽喉，解毒热。

老师评阅意见

血小板减少性紫癜西医认为多数属免疫异常，多有自身抗体产生，但是采取激素等免疫抑制剂治疗，只能取得部分效果。因此真正原因仍不清楚。通过中医病因病机分析，我认为余毒不尽在发病中起到非常重要的作用。因此我治疗此证不是以补益为主，而是清余毒为主，实践证明，多数取得良好效果，部分病例已经治愈。此例皮肤病变明显，在治疗中毫不放松地采用散风利湿解毒法为主，兼用滋养血法，获得显著效果，再一次证明祛邪对治疗此病的重要性。李明老师对此例的总结，结合实际病例，阐明了以上观点，甚好。

周耀庭

2010 年 2 月 10 日

泛发性皮肤疖肿

初诊记录　2009 年 2 月 10 日

刘某，男，24 岁。

主诉：泛发性皮肤疖肿 10 余日。

现病史：10 余日前患者周身皮肤开始出现多处疖肿，前往医院就诊，经过静点滴抗生素未见好转。去年曾发作 1 次，经静脉点滴抗生素痊愈。现周身皮肤多处疖肿，自觉疖肿周边痒，中央较痛，局部红肿，个别较大疖肿中央已经溃破，创面有脓水。纳食、睡眠、二便均正常。

舌象：舌尖红，苔中部淡黄腻。

脉象：脉弦细滑略数。

既往史：否认传染病史。

过敏史：否认药物、食物过敏史。

体格检查：心肺（－），腹平软，肝脾（－）。

中医诊断：疖病。

西医诊断：疖。

辨证：热毒蕴结，外感风邪。

治法：清热解毒，活血散结，散风透邪。

用方：仙方活命饮、五味消毒饮加减。

处方：防风 10g，芥穗 6g，枳壳 10g，黄芩 10g，知母 10g，生石膏 20g，赤芍 10g，丹皮 10g，金银花

15g，连翘 15g，板蓝根 30g，蒲公英 15g，紫花地丁 15g，僵蚕 10g，军炭 6g，西黄丸（分冲）3g。7 剂，水煎服，日 1 剂，早晚饭后半小时温服。

医嘱：忌食海鲜、羊肉、酒。

【继承人按语】

患者皮肤疔肿，局部红肿热痛，说明本例患者属于阳性皮肤疮疡，泛发疔肿说明热毒蕴结较重。患者以前曾患过此类疾病，说明患者素体热毒偏重。疔肿周围发痒，中医认为兼有风邪。故辨证为热毒蕴结，外感风邪。治以清热解毒，活血散结，散风透邪。方选仙方活命饮、五味消毒饮加减。

防风、芥穗散风透邪；黄芩、知母、生石膏大清气热；金银花、连翘、板蓝根、蒲公英、紫花地丁清热解毒；赤芍、丹皮凉血消肿；僵蚕散结消肿；军炭凉血泻火；西黄丸具有清热解毒，活血化瘀，散结消肿止痛之功。全方配伍，共奏清热解毒，活血散结，散风透邪之功。

复诊记录 1　2009 年 2 月 17 日

药后疔肿无新发，原有疔肿小者已消退，溃破者均已封口，疔肿周围痛痒消失。食欲正常，眠安，大便偏稀，日 1～2 行。余无不适。

舌象：舌尖红，苔淡黄腻。咽部微红。

脉象：脉弦细滑略数。

段落国医名师周耀庭临证实录

段
after

下
段

治法：证治同前。

用方：仙方活命饮、五味消毒饮加减。

处方：防风 10g，芥穗 6g，枳壳 10g，黄芩 10g，知母 10g，生石膏 20g，赤芍 10g，丹皮 10g，金银花 15g，连翘 15g，板蓝根 30g，蒲公英 20g，紫花地丁 20g，僵蚕 10g，军炭 6g，西黄丸（分冲）3g，黄连 6g，皂角刺 6g。7 剂，水煎服，日 1 剂，早晚饭后半小时温服。

【继承人按语】

前方加入黄连 6g，皂角刺 6g，蒲公英、紫花地丁加至 20g。

上方服后效果显著，故治法、方药基本不变。加入皂角刺，加强清热解毒，散结消肿的力量；《素问·至真要大论》病机十九条中有"诸痛痒疮皆属于心"，故加入黄连清心解毒，以促进疮痈的消退。蒲公英、地丁加至 20g，亦为加强全方清热解毒、消肿止痛之功。虽然患者皮肤疖肿基本已愈，但考虑患者以前曾发过此病，故嘱咐患者服药 7 剂，以巩固疗效。

本例患者所患皮肤疮痈属阳性，局部红肿热痛，辨证为毒热内蕴，外感风邪。仙方活命饮出自《校注妇人良方》，是治疗阳性疮痈的首选方剂，具有清热解毒，消肿溃坚，散结止痛之功，用于治疗疮痈初起，局部红肿热痛，未成脓者可消，已成脓者可溃。方中药物配伍照顾全面，但其解毒之力略显不足，故周老将具有清热解毒之功的五味消毒饮加入方中，与仙方活命饮配伍使用，增强全方清热解毒之力。方中又加入西黄丸，则解毒活血消肿之力更强。

老师评阅意见

中医有"内病外治"法，为药物外敷或灸疗来治疗某些内、儿科疾病；也有不少外病内治法，即通过内服药治疗疮疖痈疡。此例泛发性疖肿，热毒已经不局限于局部，而是已经深入体内，需要通过内服药清除体内毒热，争取使病情较快得到控制。此例的治疗经过，再次说明中医药治疗效用的广泛性。李明老师此总结客观地记录了此例治疗过程，扼要明了。但必须指出，此例迅速治愈，不完全归功于解毒；为何要散风，为何要清胃，又如何掌握应用西黄丸的时机等方面，尚待深入思考。

周耀庭

2009 年 1 月 28 日

【继承人再按】

老师提出："此例迅速治愈，不完全归功于解毒；为何要散风，为何要清胃，又如何掌握应用西黄丸的时机等方面，尚待深入思考。"经过反复学习，现总结如下。

1. 为何要散风：散风药可以用于疮疡疖肿的不同时期。因疮疡早期多伴有表证，中医治疗需要透表，故早期、中期应用散风药的主要目的是散风透邪。若热毒较重，疮疡之毒容易深入脏腑，严重者可威胁生命，故早期配伍散风药，还有防止邪毒深入之意。晚期疮疡破溃，久不收口，就要用"托"法，托毒外出，常以散风药与益气养血药配伍使用。

2. 为何要清胃：胃属阳明，阳明主肌肉，胃为多气多血之经。肌肉痈疡是阳明热盛肉腐所致，故要清胃。

3. 如何掌握应用西黄丸的时机：在痈疡已成但尚未化脓时，局部仍以硬肿为主，按之并未出现波动，用之以助消散。也可以用于热毒广泛，如本例泛发性疖肿。

发　疹

过敏性皮疹

初诊记录　2009 年 10 月 9 日

方某，女，19 岁。

主诉：周身起皮疹 5 天，发热 4 天。

现病史：患者 5 天前参观花卉市场，回来后即周身起皮疹，第 2 天开始发热，持续 4 天，体温最高达 39.2℃。曾服退烧药、脱敏药无效。前往某医院就诊，怀疑麻疹。现皮疹色深红，密集，瘙痒，体温 38.5℃。余无不适。

舌象：舌红，花剥苔，淡黄腻。

脉象：脉滑略数。

既往史：曾接种过麻疹疫苗。

过敏史：无。

体格检查：口腔两侧颊黏膜有白点，但按其特征，不属于柯氏斑，可以排除麻疹。

实验室检查：（ － ）。

中医诊断：发疹。

西医诊断：过敏性皮疹；感染性疾病性皮疹。

辨证：营分伏热，外感风邪。

治法：清营解毒，散风透邪。

用方：银翘散去豆豉加细生地丹皮大青叶倍玄参

方加减。

处方：浮萍 6g，芥穗 10g，金银花 15g，连翘 15g，生地黄 20g，玄参 20g，大青叶 20g，紫草 10g，赤芍 10g，丹皮 10g，生石膏（先煎）30g，水牛角（先煎）15g，板蓝根 20g，茜草 10g，羚羊角面（分冲）1.2g，黄芩 10g，生知母 10g，防风 6g。7 剂，水煎服，日 1 剂，早晚饭后半小时温服。

医嘱：避风，禁食辛辣刺激。

【继承人按语】

周老常教导我们：斑疹在内、儿科临床常见。临床斑疹可见于多种病症，由于伴随病种不同，性质各异，治疗与护理也就各不相同。所以对于此类病症，尤其需要西医诊断、中医辨证并重。

尽管患者说明来此就诊之前已在某医院诊断怀疑麻疹，但周老仍然详细询问病史，仔细查看发疹形态、颜色，并认真检查口腔内柯氏斑等，最终初步排除麻疹。诊断为呼吸道感染，合并过敏性皮疹。辨证为营分伏热，外感风邪。治以清营解毒，散风透邪。选用《温病条辨》卷一中的银翘散去豆豉加细生地丹皮大青叶倍玄参方加减。

复诊记录 1   2009 年 10 月 16 日

患者将前方 2 剂药分 3 日服完，10 月 11 日药后第 2 天发热退净，10 月 12 日药后第 3 天皮疹退净。皮疹退后皮肤没有色素沉着。现在有盗汗，余无不适。

舌象：舌淡红，苔褐染，咽微红。

脉象：脉细滑略数。

治法：证治同前。

用方：银翘散去豆豉加细生地丹皮大青叶倍玄参方（《温病条辨》卷一）加减。

处方：浮萍 6g，芥穗 10g，金银花 15g，连翘 15g，生地黄 20g，玄参 20g，大青叶 20g，紫草 10g，赤芍 10g，丹皮 10g，生石膏 30g，水牛角（先煎）15g，板蓝根 20g，茜草 10g，黄芩 10g，生知母 10g。7 剂，水煎服，日 1 剂，早晚饭后半小时温服。

医嘱：避风，禁食辛辣刺激。

【继承人按语】

前方去羚羊角面、防风。服 7 剂，以巩固疗效。

前方效果神奇。复诊时因疹已消退，则方中清营解毒、散风透邪之品可以适当减量，故去羚羊角面、防风。恐其余邪未尽，故予服 7 剂，以巩固疗效。

本例患者在西医医院就诊时曾被怀疑所患为麻疹，周老师根据多年临床经验，根据患者的临床表现，初诊时即初步排除麻疹。复诊情况表明周老的诊断是正确的，且对该病辨证精确，用药合理，故效果显著。

下面将周老对本例患者的诊断、辨证、治疗、用药进行总结、分析。

周老认为麻疹的诊断有以下几个要点：

1. 前驱期 3 天，出疹期 3 天，回疹期 3 天，出疹较为缓慢，逐步疹出，逐步疹回。

2. 前驱期口腔两侧颊黏膜有柯氏斑，上呼吸道卡他症状明显。

3. 发热与发疹的关系应为发热 3 天后开始发疹。

4. 发疹的顺序为：耳后、面颈、胸腹、四肢。

5. 疹子形态为斑丘疹，玫瑰色。

6. 疹子退后留有色素沉着。

根据以上诊断麻疹的要点，周老认为本例患者有以下情况不符合麻疹的诊断：

1. 患者疹出颗粒小，而麻疹为斑丘疹。

2. 患者出疹情况为全身同时出现，而麻疹出疹顺序是从耳后开始。

3. 患者面部没有皮疹，而麻疹面颈部亦可见到较多皮疹。

4. 患者表现为先出疹 1 天后才发热，而麻疹是先发烧 3 天左右，再按照顺序出现皮疹。

5. 患者就诊时出疹已经第 5 天，口腔内颊黏膜未见融合的柯氏斑。

6. 患者卡他症状不明显。

发

疹

基于以上原因，周老基本排除患者为麻疹。下面运用周老师平时对我们进行理论指导的思路，将本病例的辨证、用药进行分析。

证候分析："疹出太阴营分"，出疹为卫营同病，与风热有关。热毒较重则发热，皮疹色深红，密集，伴瘙痒是营分热毒，外感风邪所致。故本证辨证为营分伏热，外感风邪。治疗以清营解毒，散风透邪为法。

方义分析：浮萍6g，芥穗10g，防风6g，散风透邪。金银花15g，连翘15g，板蓝根20g，清热解毒。生地黄20g，玄参20g，大青叶20g，紫草10g，赤芍10g，丹皮10g，水牛角（先煎）15g，羚羊角面（分冲）1.2g，清营凉血解毒。生石膏（先煎）30g，黄芩10g，生知母10g，增强清热作用。茜草10g，紫草10g，赤芍10g，丹皮10g，凉血活血，促进疹子消退。全方配伍，营分热毒得解，卫分风邪得散，则疹消热退，疾病痊愈。

老师评阅意见

此病例为一发热、出疹性疾病，外院诊断为"麻疹"。面对此病例需解决两个问题：一是西医诊断；二是中医诊断治疗。关于西医诊断，如果是麻疹，就需要按二类法定传染病对待。但经过全面的分析、检查，排除了麻疹的可能，即诊断为过敏性皮疹。关于此病例的中医辨证施治，按伏毒在营、外感风邪论治，迅速治愈，而且退疹后亦未见色素沉着，进一步证明并非麻疹。

李明老师此总结分析，能较好抓住病机要点，方药剖析中肯，且能总结西医诊断与鉴别诊断，系统而全面。

周耀庭

2010 年 1 月 26 日

湿 疹

初诊记录　2010 年 11 月 13 日

张某，女，49 岁。

主诉：脐周皮炎 3 个月。

现病史：近 3 个月来，脐周皮肤色红、瘙痒，有逐渐扩大范围的趋势。近 1 个月来肚脐周围皮肤瘙痒，潮湿，有向左腋前皮肤发展趋势。纳可，眠差，大便日 1 解。

既往史：平素易上火，宫颈炎轻度。

检查：脐周皮肤色暗红，粗糙，无津水，9cm×9cm；左腋下皮肤色暗红，粗糙，无津水，3cm×4cm；舌质红，薄白苔，脉细。肚脐有异味。

中医诊断：湿疹。

西医诊断：皮炎。

辨证：湿热毒内蕴，外感风邪。

治法：清热利湿解毒，散风透邪。

处方：防风10g，浮萍10g，黄芩10g，连翘15g，生地黄20g，赤芍10g，丹皮10g，生薏苡仁15g，茵陈15g，滑石（包）10g，青黛（包）10g，车前子（包）10g，泽泻10g，炒栀子10g，白鲜皮10g，地肤子10g。7剂，水煎服，日1剂，早晚饭后半小时温服。

复诊记录1　2010年11月20日

肛周已无潮湿感及瘙痒，脐周及左腋下皮肤暗红色变浅，且范围缩小，异味已无。近日因工作劳累，自觉后背及肩部不适。大便日1解，眠安，舌质红，薄白苔，脉细。

处方：防风10g，浮萍10g，黄芩10g，连翘15g，生地黄15g，赤芍10g，丹皮10g，生薏苡仁15g，青黛（包）10g，车前子（包）10g，秦艽10g，泽泻10g，苦参6g，白鲜皮15g，鸡血藤20g。7剂，水煎服，日1剂，早晚饭后半小时温服。

复诊记录2　2010年11月27日

病已痊愈，舌质红，薄白苔，脉细。

继服上方7剂，巩固疗效。

医嘱：少食辛辣刺激，防止复发。

【继承人按语】

患者皮肤色暗红，表明体内血分有热毒。脐内异味，肛周潮湿，说明体内有湿邪。局部瘙痒，"痒为风来"。故本病辨证为湿热毒内蕴，外感风邪；治以清热利湿解毒，散风透邪。

方中防风、浮萍散风除湿止痒；生地黄、赤芍、丹皮凉血止血，"治风先治血，血行风自灭"；黄芩清热燥湿；生薏苡仁、车前子、泽泻，清热利湿；茵陈、连翘、青黛、滑石，加强清热利湿之功；炒栀子清热泻火，可使三焦之热从小便而出，给邪以出路；白鲜皮、地肤子，祛皮肤湿热以止痒。诸药配伍，共奏清热利湿解毒、散风透邪之功。

复诊记录1：患者症状大减，说明辨证、立法、用药配伍正确，故治法同前。因患者关节不适，考虑与受风湿之邪有关，故加秦艽散风祛湿，既助皮炎消退，又可治疗关节不适；加入鸡血藤以养血、活血、通络。

复诊记录2：再来，病已痊愈。

此方此法，乃周老多年临床经验总结得出，徒弟临床屡试屡验，今仅例举其中之一。

老师评阅意见

此例系多部位湿疹病例，李明老师利用跟师所得体会与心得，对其进行独立处理，结果使困扰患者达

发疹

239

3个月之久的疾病，迅速得以治愈，这是她平时虚心好学、潜心研究的结果。能够做到学以致用，用而获效，甚好。

周耀庭

2010 年 11 月 29 日

神经性皮炎

初诊记录　2010 年 2 月 24 日

关某，女，36 岁。

主诉：神经性皮炎 10 余年。

现病史：患者 10 年前大学毕业，因找工作劳累，加之压力大，导致泛发性神经性皮炎。虽然没有停止中西医治疗，但并没有阻止病情发展。现面部、四肢、腰背多处皮损，局部皮肤粗糙肥厚，瘙痒严重，皮肤可见抓痕，皮肤干燥有鳞屑，因长期反复发作不能缓解，面部皮肤有严重色素沉着。失眠多梦，耳鸣，大便干，日 1 行。舌淡红，中部淡黄腻苔，舌面花剥，脉弦细滑略数。

既往史：乙肝病毒携带者。

中医诊断：顽癣。

西医诊断：泛发性神经性皮炎。

辨证：湿热化燥，外感风邪。

治法：滋阴养血，散风利湿。

处方：防风 10g，浮萍 6g，秦艽 10g，苍术 10g，黄柏 10g，生地黄 20g，玄参 20g，赤芍 15g，白芍 15g，连翘 15g，白鲜皮 15g，地肤子 10g，皂角刺 6g，当归 10g，丹参 15g，苦参 10g，大黄炭 3g，郁李仁 20g。7 剂，水煎服，日 1 剂，早晚饭后半小时温服。

医嘱：忌食海鲜、羊肉。

【继承人按语】

舌苔黄腻是湿热之邪；皮肤瘙痒为风湿在表；舌苔花剥、皮肤干燥表明湿热化燥。所以辨证为湿热化燥，外感风邪。治以滋阴养血，散风利湿。方中防风、浮萍、秦艽散风祛湿；苍术、黄柏清热燥湿；加苦参，大大加强清热燥湿之力；当归、白芍、生地黄、玄参、丹参，滋阴养血润燥；连翘清热利湿；白鲜皮、地肤子祛皮肤风湿而止痒；皂角刺、赤芍、丹参清热活血；"肺主皮毛""肺与大肠相表里"，大黄炭活血通便，郁李仁润肠通便，二药配伍方中，有利于皮肤病的缓解。

复诊记录 1　2010 年 3 月 3 日

药后瘙痒减轻，皮损较前缩小，忧郁，耳鸣，多梦，大便稀，咽微红。舌边尖红，前部少苔，根部淡黄腻苔，脉弦滑。

证治同前。

处方：上方去郁李仁，加磁石 20g。14 剂，水煎服，日 1 剂，早晚饭后半小时温服。

【继承人按语】

患者 10 余年的神经性皮炎，经周老 7 剂药治疗就有明显好转，说明辨证准确，方证相应。大便稀，去郁李仁；耳鸣、睡眠多梦，加磁石重镇安神。

复诊记录 2　2010 年 3 月 19 日

皮肤瘙痒程度大减，皮损继续缩小，面部色素稍有缓解，失眠多梦，耳鸣，舌质淡红，舌苔中部淡黄腻苔有花剥，脉弦细滑略数。

证治同前。

处方：上方加入夏枯草 10g。14 剂，水煎服，日 1 剂，早晚饭后半小时温服。

【继承人按语】

患者抑郁、多梦、耳鸣，是因肝郁化火所致，故加入夏枯草。

复诊记录 3　2010 年 4 月 2 日

皮损基本消退，已无痒感，病情平稳，余无不适，舌质淡红，舌苔淡黄腻厚度减，脉弦细。

证治同前，上方继服 30 剂，巩固疗效。

【继承人按语】

周老治疗神经性皮炎效果显著。根据周老临证带徒时对我们的讲解，现将辨证论治思路总结如下：

1.本病病机为湿热内蕴，日久湿热化燥，阴血不足，外感湿邪所致。辨湿邪的依据：一是舌苔较腻；二是从周老临床经验来判断，皮肤疥癣之类，多有风湿。辨燥邪的依据：一是舌苔有剥脱；二是皮肤干燥有鳞屑。湿是邪气；燥是阴虚血亏，是正气不足；二者可以同时存在。

2.周老常用药物配伍：散风去湿常用防风、浮萍、秦艽。燥湿常用苍术、黄柏、苦参。清热利湿常用连翘、生薏苡仁。祛皮肤风湿止痒常用白鲜皮15g，地肤子15g，皂角刺15g，蛇蜕3g。滋阴润燥常用生地黄20g，玄参20g，麦冬20g，白芍20g，当归20g。

3.本病属于顽癣，故用药治疗，一要特别加强滋阴养血之力，常用赤芍10g，丹参10g；二要止痒力量加强，白鲜皮用至15g，再加蛇蜕3～6g。

老师评阅意见

神经性皮炎属中医的顽癣之类，向以顽固难愈为特点。正因为其顽固难愈，更需要我们对其强化证候特点的分析，更好地把握其病情性质，不断改善治疗方法。在对此病辨治时，必须处理好燥与湿以及虚与实的关系。一般湿证，治疗宜用燥湿利湿等法，忌用滋阴养血等阴柔之品；然而当湿热之邪化燥之时，方中又当加入滋阴养血润燥之品。临床证候多变，故在中医治病时，需随时注意法随证变。李明老师此总结甚详，并重点分析了以上两点，深得我意。

周耀庭

2011 年 4 月 20 日

扁平疣

初诊记录　　2010 年 5 月 7 日

周某，女，25 岁。

主诉：扁平疣半年余。

现病史：半年前面部皮肤出现扁平疣，逐渐增多，多方求医无效。刻下症：面部、耳部、颈部，双手背、小臂皮肤上有小米大小扁平疣，浅褐色，微痒，饮食、睡眠、二便均无明显异常。舌质淡红，舌苔淡黄腻，苔花剥，脉沉弦细。

既往史：月经后期。

体格检查：无。

辅助检查：无。

中医诊断：疣。

西医诊断：扁平疣。

辨证：湿热内蕴，外感风邪。

治法：清热利湿，散风透邪。

处方：防风 10g，浮萍 6g，苍术 10g，黄柏 10g，荆芥穗 6g，黄芩 10g，连翘 15g，生薏苡仁 15g，生地黄 15g，车前子（包）10g，泽泻 10g，白鲜皮 10g，地肤子 10g，皂角刺 5g，大黄炭 6g，益母草 20g。14 剂，水煎服，日 1 剂，早晚饭后半小时温服。

复诊记录 1　2011 年 6 月 24 日

患者自述，上方药后，扁平疣明显减少。遂在当地药店自行抓药，继续服用，前后共服 42 剂，扁平疣完全消失，皮肤光滑，停药。至今扁平疣未复发。

今日就诊原因为月经不调，请周老调理。

【继承人按语】

西医治疗扁平疣多以激素、抗生素、维生素作为常用药物，甚至采用激光、液氮冷冻治疗等，但这些疗法对皮肤有较强刺激，掌握不好易留疤痕，且存在着很大副作用和安全隐患，复发率极高。

周老根据患者情况，认为患者体内有湿热内蕴，外感风邪导致。痒是风邪，舌苔淡黄腻是湿热。方中防风、浮萍、荆芥穗散风透邪，祛风胜湿；苍术、黄柏清热燥湿；大黄炭、黄芩苦寒燥湿，连翘清热利湿，3 药配伍还有解毒之功；车前子、泽泻、生薏苡仁利尿祛湿；生地黄凉血；白鲜皮、地肤子、皂角刺祛皮肤风湿。以上药物共同起到清热利湿，散风透邪之功。患者月经不调，加入益母草活血调经。

老师评阅意见

扁平湿疣是一种常见的皮肤病，好发于面部、前臂等暴露部位，久则出现色素沉着，影响美观。此病的发生，乃由病毒所致，在中医看来，则病因多与风湿毒邪有密切关系，而且有时与七情六郁亦明显相关。李明老师此总结，对此病的病因病机分析中肯，治疗要点与方法讨论甚详，尤其能对中西医的利弊予以比较分析，甚好。

周耀庭

2011 年 6 月 26 日

泄　泻

痛　泻

初诊记录　2009 年 8 月 22 日

刘某，男，30 岁。

主诉：腹泻 8 年，近 1 月加重。

现病史：患者腹泻 8 年，久治不愈。每于腹泻前必先腹痛，泻后痛减，日发 3 ~ 4 次。甚则伴有胃脘疼痛。平素脾气急躁，头晕，耳鸣，精神欠佳。

舌象：舌尖红，苔薄黄。

脉象：脉弦细。

既往史：否认传染病史。

过敏史：否认药物、食物过敏史。

体格检查：心肺（ － ），腹平软，肝脾（ － ）。

中医诊断：痛泻。

西医诊断：慢性腹泻。

辨证：肝郁气滞，肝脾失调。

治法：疏肝解郁，调中止泻。

用方：改良痛泻要方（周老自拟方）。

处方：醋柴胡 10g，川楝子 10g，广郁金 10g，防风 10g，白芍 15g，苍术 10g，黄柏 10g，大腹皮 10g，猪苓 10g，茯苓 10g，橘皮 10g，厚朴 10g，法半夏10g，伏龙肝（包）20g。7剂，水煎服，日1剂，早晚饭后半小时温服。

医嘱：调理情志；忌食辛辣、生冷、油腻。饭后半小时服药。

【继承人按语】

患者腹泻8年，从腹泻本身特点上看，具有泻前腹痛，泻后痛减，典型中医痛泻的表现；从伴有的症状上看，有脾气急躁、胸闷、脉弦等肝气不舒之见症，综合判断，支持痛泻的诊断。辨证为肝郁气滞，肝脾失调；治以疏肝解郁，调中止泻。方中醋柴胡、川楝子、广郁金疏肝解郁；白芍柔肝缓急止腹痛；防风、橘皮、白芍、苍术、黄柏为痛泻要方之变化，泻肝补脾；厚朴、橘皮、苍术、大腹皮为平胃散之意，燥湿健脾；猪苓、茯苓利湿分利止泻。患者腹泻日久，正气不足。目前腹泻每日3～4次，没有缓解之势。纵观患者症状没有严重的热象表现，故在治疗时周老采取"标本兼顾"的原则，在疏肝调中治本同时，配伍少量伏龙肝，以加强止泻效果。

复诊记录1　2009年8月29日

药后腹泻未发，烦躁、头晕好转，耳鸣轻，精神较前有所改善，余无不适。

舌象：舌质淡红，苔淡黄。

脉象：脉弦细。

治法：证治同前。

用方：改良痛泻要方。

处方：醋柴胡 10g，苍术 10g，防风 10g，白芍 15g，黄芩 10g，黄柏 10g，厚朴 10g，大腹皮 10g，猪苓 10g，茯苓 10g，车前子（包）10g，伏龙肝（包）20g，砂仁（后下）6g，橘皮 10g，法半夏 9g。10 剂，水煎服，日 1 剂，早晚饭后半小时温服。

【继承人按语】

前方去川楝子、广郁金，加入黄芩 10g，车前子 10g，砂仁 6g。

患者肝郁症状好转，腹痛减轻，故去川楝子、广郁金。加入清热燥湿的黄芩，清热利湿、分利止泻的车前子，以加强本方止泻效果；患者偶有胃脘不适，故加入砂仁，以理气和胃。

复诊记录 2　2009 年 9 月 8 日

目前大便每日 1 次，成形，偶有腹部轻微疼痛，余无不适。

舌象：舌质淡红，苔淡黄腻。

脉象：脉弦细滑。

治法：证治同前。

用方：改良痛泻要方。

泄泻

处方：醋柴胡 10g，防风 10g，苍术 10g，白术 10g，白芍 15g，黄芩 10g，黄柏 10g，大腹皮 10g，猪苓 10g，茯苓 10g，车前子（包）10g，泽泻 10g，橘皮 10g，厚朴 10g，法半夏 9g，伏龙肝（包）20g，元胡 6g。14 剂，水煎服，日 1 剂，早晚饭后半小时温服。

【继承人按语】

前方去砂仁，加入泽泻 10g，元胡 6g。

因患者胃脘不适已愈，故将砂仁减去。因患者偶有腹部轻微疼痛，考虑是因气滞血瘀所致，故加入元胡理气活血止痛，周老用元胡常用量为 6g；因患者舌苔较腻，所患腹泻与湿邪又有一定关系，故加入泽泻，以增强利湿止泻的力量。

患者虽然大便已基本恢复正常，但因腹泻已 8 年，患病日久，恐其反复，故嘱咐患者继续服药 14 日，以巩固疗效。

本例患者治疗效果非常好，学生以为一方面由于辨证准确，更主要是因为用药配伍，方法恰当。

患者脾气急躁，常有胸闷，考虑肝气郁滞所致；腹泻具有泻必腹痛，泻后痛减的特点，这是痛泻的典型表现；结合脉象为弦细脉，所以周老将该患者腹泻诊断为痛泻。痛责之于肝，泻责之于脾。辨证为肝郁气滞，肝脾失调；治以疏肝解郁，调中止泻。在选方用药方面，周老认为疏肝解郁与调中止泻配合组方才能收到良好的效果，常用柴胡疏肝散、痛泻要方、平胃散、四苓汤合方加减。药物选择方面，疏肝解郁常用醋柴胡、川楝子、广郁金，白芍柔肝缓急止痛。《素问·阴阳应象大论》说"湿胜则濡泻"。周老常对我们讲，凡是腹泻，无论何种原因引起，均有湿，而且病在脾。故周老常用苍术、白术、陈皮、半夏、茯苓以健脾燥湿。由于肝郁容易化火，故痛泻多有湿热，乃用黄连、黄芩、黄柏清热燥湿。腹泻还与小肠泌别功能失职，清浊不分有关，所以需通过利尿分利，来调整小肠的分清利浊的功能，常用车前子、泽泻、猪苓、大腹皮来分利止泻。

老师评阅意见

此例腹泻8年，遍治无效。来诊后1周腹泻即止。李明老师在对此例总结中，能够紧紧抓住病因病机要点，明确以有针对性的治疗才能获得良效。所以能迅速获效的要诀是：第一，正确辨证：根据病人平时性急多怒，有肝郁气滞以及"痛泻"的特点，病机责之于肝脾；第二，治疗采用痛泻要方并予以强化。此总结简明扼要，切中我经验与思路要点。对于此类病例的辨证治疗，切忌套用"久病必虚"一般概念而用补益法治疗，而是必须从临床实际出发，全面辨证，有的放矢。此例病已8年，我们并未采用一味参芪桂附等补益之品而获愈，再次说明这一道理。

周耀庭

2010 年 1 月 28 日

腹 泻

初诊记录　2010 年 2 月 27 日

徐某，男，48 岁。

主诉：腹泻 4 天。

现病史：近 5 年，每年有 1～2 次腹泻。每次发作为水泻，严重时每日 7～8 次，经过 2～3 天可自愈。自 2008 年开始，有逐渐加重的趋势。腹泻次数增加，且不容易痊愈。3 天前腹泻又发作，水样便，每日 3～4 次。便前腹痛，便后减轻，腹泻后酸软无力。平素工作紧张压力大，脾气急躁，睡眠差，精力不够，舌质淡红，舌苔白腻，脉弦滑。

既往史：无。

过敏史：无。

体格检查：体温 37.4℃。

辅助检查：肠镜检查（－）。

中医诊断：泄泻。

西医诊断：肠易激综合征。

辨证：肝郁气滞，肝脾失调。

治法：疏肝解郁，调中止泻。

处方：醋柴胡 10g，苍术 15g，白术 15g，川楝子 10g，广郁金 10g，防风 10g，白芍 15g，黄芩 10g，黄柏 10g，厚朴 10g，法半夏 9g，大腹皮 10g，猪苓 10g，茯苓 10g，元胡 10g，肉桂 6g。7 剂，水煎服，日 1 剂，早晚饭后半小时温服。

【继承人按语】

患者平素工作紧张压力大，脾气急躁，加之便前腹痛，便后减轻，明显为肝脾失调的征象，脉带弦象也印证了这一点。治疗疏肝解郁，调中止泻。方中醋柴胡、川楝子、广郁金疏肝解郁；黄芩、黄柏清热燥湿止泻；苍术、白术、猪苓、茯苓健脾渗湿止泻；厚朴、大腹皮行气化湿止泻；防风辛温入肝脾胃经，起到疏肝理脾又能升清止泻的作用；白芍缓急止痛；元胡行气活血止痛；肉桂温而行血，防止方中药物寒凉太过。

复诊记录 1　2010 年 3 月 6 日

药后排气较多，便溏，日 1 次，体温降至正常。舌质淡红，淡黄腻苔。脉弦滑。

处方：醋柴胡 10g，苍术 15g，白术 15g，川楝子 10g，广郁金 10g，防风 10g，白芍 15g，黄芩 10g，黄柏 10g，厚朴 10g，法半夏 9g，大腹皮 10g，猪苓

15g，茯苓 15g，元胡 10g，肉桂 6g，伏龙肝（包）20g。7 剂，水煎服，日 1 剂，早晚饭后半小时温服。

【继承人按语】

前方加伏龙肝（包）20g。

症状缓解，说明方证相符，故证治同前，以巩固疗效。前方基础上配入伏龙肝温中涩肠，加强止泻功效。

复诊记录 2　2010 年 3 月 23 日

大便已恢复正常，每日 1 行。工作紧张，急躁，睡眠差。舌质红，根部淡黄腻苔。脉细滑。

证治同前。

处方：醋柴胡 10g，川楝子 10g，广郁金 10g，苍术 10g，防风 10g，白芍 15g，黄芩 10g，黄柏 10g，黄连 3g，厚朴 10g，法半夏 9g，大腹皮 10g，元胡 10g，旋覆花 10g，代赭石 20g，茯苓 10g，肉桂 6g，石菖蒲 10g，生龙齿（先煎）15g。7 剂，水煎服，日 1 剂，早晚饭后半小时温服。

【继承人按语】

腹泻已愈，药物适当减量，去白术，留苍术；去猪苓，留茯苓。睡眠较差，加入石菖蒲、生龙齿加强安神定志之功。患者脾气急躁，加旋覆花、代赭石以降逆平肝。服 7 剂，巩固疗效。

2010 年 5 月 4 日随访，腹泻未发，睡眠好转。嘱其注意调理情志。

体会：

1.周老运用中医药治疗各种腹泻有其独特的临床经验，此患者所患腹泻为诸多类型中的一种，肝脾失调型。在当今社会中，人们工作紧张，学习压力较大，目前临床此型患者较为多见。

2.所选方剂以痛泻药方与胃苓汤为主加减化裁。

基本处方：醋柴胡10g，川楝子10g，广郁金10g，陈皮10g，苍术、白术各10～15g，白芍15g，防风10g，厚朴10g，猪苓、茯苓各10g，黄芩10g，黄柏10g，法半夏9g，大腹皮10g。

常用加减：腹痛严重者加元胡10g，肉桂6g。水泻重者加车前子10g，泽泻10g，灶心土20g。内热者加黄连3～6g。

老师评阅意见

此为一例肠易激综合征久泻病例。泄泻是一种常见证候，致泻的原因甚多，中医治疗必须针对其致病之因予以有针对性治疗方能获效。此类病例多有肝郁气滞、肝脾失调为主的基本病机，采用疏肝扶脾、调中止泻法治疗，多能获效。每遇此类病例，我们辄用同类方法治疗，均获良好效果，说明这一辨证治疗思路经得起重复，反映了辨证治疗思路的正确性。李明老师对此总结深入细微，尤其对辨证要点、方药配伍体会较为深入。

周耀庭

2011 年 3 月 12 日

溃疡性结肠炎

初诊记录　　2010 年 2 月 27 日

石某，女，69 岁。

主诉：溃疡性结肠炎 10 余年。近 1 个月加重。

现病史：近 1 个月大便下血，赤白相兼，先成形后不成形，大便日 1 行，伴有肠鸣，左下腹及脐周疼痛隐隐。平素心情急躁，脾气暴躁。舌尖红，淡黄苔，脉细弦滑。

既往史：子宫肌瘤，浅表性胃炎，焦虑症，低血压。

过敏史：无。

辅助检查：B 超：肝胆胰脾双肾未见异常。妇科检查（－）。便常规（－）。

中医诊断：下利（相当于久痢）。

西医诊断：溃疡性结肠炎。

辨证：肝郁化火，肝火扰心，胃肠湿热。

治法：疏肝解郁，清热降火，清热利湿止痢。

处方：醋柴胡 10g，川楝子 10g，广郁金 10g，白蒺藜 10g，夏枯草 10g，黄芩 10g，苍术 10g，黄柏 10g，白芍 15g，白头翁 10g，秦皮 6g，马齿苋 15g，地榆 10g，槐花 10g，肉桂 6g，乌药 10g，椿根白皮 10g，茯苓 10g。7 剂，水煎服，日 1 剂，早晚饭后半小时温服。

医嘱：忌食生冷、油腻、硬物。

【继承人按语】

患者心情急躁，脾气暴躁，是因肝郁化火，肝火扰心而起；大便赤白相兼，腹痛下坠，为胃肠湿热所致，舌脉支持。故辨证为肝郁化火，肝火扰心，胃肠湿热。治宜疏肝解郁，清热降火，清热利湿止痢。方中醋柴胡、川楝子、广郁金、白蒺藜、夏枯草、黄芩疏肝解郁，清热降火；白头翁、马齿苋、黄芩、苍术、黄柏清热解毒，燥湿止痢；地榆、槐花凉血止血；秦皮、椿根白皮既清热燥湿，又涩肠止痢止血；白芍和营，肉桂、乌药温而行血、温暖下焦，缓解小腹疼痛坠胀；茯苓健脾渗湿，扶助正气。全方集疏肝解郁、清热解毒、燥湿止痢、涩肠止血、和营扶正于一方，照顾全面。

复诊记录 1　2010 年 3 月 9 日

现大便 1～2 日 1 行，脓血已无，左下腹仍有隐痛伴下坠感，牵引后腰及胃脘不适。胃中咕噜咕噜似有振水声，打嗝。舌质暗红，根部淡黄苔。脉弦滑。

证治同前。

处方：醋柴胡10g，川楝子10g，郁金10g，法半夏9g，吴茱萸3g，黄芩6g，黄连6g，煅瓦楞20g，黄柏6g，秦皮6g，白头翁10g，白芍15g，椿根白皮10g，肉桂6g，乌药10g，槐花10g，地榆10g，马齿苋10g。

【继承人按语】

胃脘不适，加法半夏、吴茱萸、黄连、煅瓦楞，与黄芩配伍，是周老治疗胃脘不适、泛酸的常用组合。因胃肠湿热，吴茱萸用量不宜过大，3g即可。去白蒺藜、夏枯草、苍术，使处方中药物精简，力量更集中。

复诊记录2　2010年3月16日

药后大便基本正常，1～2日1行。左下腹及腰背疼痛减轻，打嗝后舒服，恶心泛酸好转。舌质暗红，根部淡黄腻苔。脉弦滑，弦象明显。

证治同前。

处方：醋柴胡10g，川楝子10g，郁金10g，青皮10g，陈皮10g，法半夏9g，黄芩6g，黄连3g，黄柏6g，吴茱萸5g，白芍15g，秦皮6g，马齿苋15g，白头翁10g，槐花10g，椿根白皮10g，肉桂6g，元胡10g，旋覆花10g，代赭石20g。7剂，水煎服，日1剂，早晚饭后半小时温服。

【继承人按语】

胃脘不适，打嗝，是因肝胃气逆，故加青陈皮、旋覆花、代赭石；小腹疼痛减轻，去乌药，加元胡理气活血止痛；泛酸好转，去煅瓦楞；已无便脓血，去槐花。

复诊记录 3　2010 年 3 月 27 日

大便日 1 行，无脓血，腹痛基本已愈，心情好转，舌质暗红，淡黄腻苔，脉弦滑。

证治同前。

上方继服 14 剂。巩固疗效。

2011 年 2 月 28 日随访，未复发。

【继承人按语】

本例病案为周老治疗众多溃疡性结肠炎患者之一，因其具有代表性，故选取总结如下：

1. 溃疡性结肠炎是西医的病名，常表现为左下腹疼痛、便脓血、病史较长，周老认为中医可以按治疗久痢的思路进行治疗。

2. 患者多伴有肝郁气滞之表现，周老认为应结合疏肝解郁治疗，效果会更好。

3. 中医有"痢无止法"之说，周老在治疗此类患者时，常在大量清热解毒燥湿之品中，加入少量涩肠止痢之品，常用药物如秦皮、椿根白皮等，便脓血症状缓解较明显。

4.本证是为湿热所致，热为阳邪，湿为阴邪，大量使用清热解毒、清热利湿、清热燥湿之品，容易寒凉过度郁遏下焦湿邪，反而妨碍湿邪的祛除。故方中常配伍少量温通之品，如肉桂、乌药等，以更好地祛除下焦湿邪，缓解小腹坠胀疼痛等不适症状。

5.患者表现大便脓血，说明胃肠湿热已经化燥入血分，因此清热解毒药物为必用之品，周老常选用白头翁、马齿苋、金银花等。

6.治疗本病处方为白头翁汤加减，下面为周老常用药物：

①疏肝清热常选配醋柴胡、川楝子、广郁金。肝郁气滞较重者，加白蒺藜、夏枯草、旋覆花、代赭石。

②胃脘不适、泛酸者，常配伍法半夏、黄芩、黄连、吴茱萸。打嗝者加青陈皮。

③清热解毒，燥湿止痢，选用白头翁汤为基本方加减，常用：白头翁10g，黄连3～6g，黄柏6g，秦皮6g。若加强燥湿之力，常配苍术10g，黄柏10g。若加强解毒之力，常配马齿苋15g，金银花10g，白头翁10g。若加强止血之力，常配槐花10g，地榆10g。槐花，凉血止血宜炒用，清肝泻火宜生用。地榆，凉血止血，清热解毒，消肿敛疮。

④小腹疼痛选用白芍15g，肉桂6g，元胡10g，

乌药 6 ~ 10g。

⑤涩肠止痢选用椿根白皮 10g，秦皮 6 ~ 10g。

老师评阅意见

此为患溃疡性结肠炎已 10 余年的病例。从临床特点看，此病更接近痢症。虽然在西医看来，结肠炎与痢疾完全是两种病，治疗也截然不同。但是中医看病，注重证候表现。结肠炎脓血便、里急后重等症状与痢疾近似，故治疗此病，当采取治久痢的方法予以治疗，较为合适。此例通过疏肝解郁、清热燥湿解毒止痢法治疗，病情得以控制，更证明了以上论点。李明老师在总结中提出 6 点心得体会，所提出 6 点均颇有深度，表明其在跟师学习中常能主动思考，深入钻研。

周耀庭

2011 年 3 月 12 日

小儿伤食泻

初诊记录　2008 年 11 月 18 日

姜某，男，1 岁 3 个月。

主诉：腹泻 20 余天。

现病史：患儿 20 余天前开始腹泻，经中西药治疗效果不明显。大便如蛋花汤样。纳呆、腹胀，尿少，手足温。目前大便日 4 次。平素易患腹泻。在当地医

泄
泻

261

院排除痢疾，经中西医治疗未见好转，专程到京，慕名前来就诊。

舌象：舌淡红，苔淡黄腻。

脉象：脉细弱。

既往史：平素容易腹泻。

体格检查：腹壁弹性不好，患儿较瘦，精神尚可。

中医诊断：慢性腹泻。

西医诊断：腹泻。

辨证：乳食停滞，脾胃失调。

立法：消食导滞，调中止泻。

用方：消食调中止泻方（周老自拟方）。

处方：藿香6g，苍术10g，白术10g，防风6g，大腹皮6g，黄芩6g，黄柏6g，厚朴6g，焦三仙10g，车前子（包）10g，泽泻10g，莲子肉6g，赤石脂6g，肉豆蔻6g。5剂，水煎服，日1剂。

医嘱：可以服食蛋黄、肝泥、大米粥、母乳。不可服食豆腐。煎药方法，武火煎煮开锅后，改文火煎煮20分钟即可。1日分4次服用。

【继承人按语】

患儿腹泻20余天，时间较长，营养状况较差，检查发现腹壁弹性不好，周老告诉我们，这种情况不是脱水，若是脱水则皮肤干燥。

周老认为，患儿较小，腹泻兼有腹胀、纳呆，在排除痢疾的情况下，应该属于乳食停滞，脾胃失调；治以消食导滞，调中止泻。此时治疗的关键在于止泻，否则患儿的营养不能保证。

方义分析：藿香芳香化浊，开胃止呕。腹泻与体内有湿有关，故用苍术、厚朴燥湿健脾；大腹皮行气利水，宽中消胀；车前子、泽泻分利水湿，利小便，实大便。乳食内停，用焦三仙消食导滞；食积容易产生滞热，配黄柏、黄芩清热燥湿。患儿腹泻日久，脾胃虚弱，故配伍莲子肉、白术健脾止泻。该患儿腹泻日久，病情较重，但没有明显热象、积滞不太严重，周老教导我们此时对该患儿的治疗原则，可适当提前使用固涩药物。周老常用赤石脂、肉豆蔻，起到固肠止泻的作用。因腹泻日久，故加入防风，起到升提止泻之功。诸药配伍，共奏消食导滞，调中止泻之功。

复诊记录 1　2008 年 11 月 22 日
腹泻次数减少，日 2 次。腹胀。
舌象：舌淡红，舌苔淡黄腻，厚度减退。
脉象：脉细滑。
治法：证治同前。
用方：消食调中止泻方。
处方：藿香 6g，苍术 10g，白术 10g，防风 6g，大腹皮 6g，黄芩 6g，黄柏 6g，焦三仙 15g，法半夏 6g，厚朴 6g，车前子（包）10g，泽泻 10g，猪苓 10g，茯苓 10g，莲子肉 6g，赤石脂 6g，肉豆蔻 6g。7剂，水煎服，日 1 剂。

医嘱：控制饮食，软烂为主。煎药方法，武火煎煮开锅后，改文火煎煮 20 分钟即可。1 日分 4 次服用。

【继承人按语】

药后症状明显减轻，腹泻次数减少，腹泻由原来每日 4 次减为每日 2 次。仍腹胀。

前方加猪苓 10g，茯苓 10g，健脾利湿，增强止泻作用。焦三仙增至 15g，加强消食导滞的力量。加入法半夏作用有三：①健脾燥湿止泻；②和胃降逆，增进食欲；③辛开苦降，消除痞满。

服 7 剂巩固疗效。

复诊记录 2　2008 年 11 月 29 日

大便日 1 行，出头正常后稍稀。腹部皮肤弹性转好。

舌象：舌淡红，舌苔中部厚腻。

脉象：脉细滑。

治法：证治同前。

用方：消食调中止泻方。

处方：藿香 6g，苍术 10g，白术 10g，防风 6g，大腹皮 6g，黄芩 6g，黄柏 6g，焦三仙 15g，法半夏 6g，厚朴 6g，车前子（包）10g，猪苓 10g，茯苓 10g，莲子肉 6g，肉豆蔻 3g。7 剂，水煎服，日 1 剂。

医嘱：控制饮食，软烂为主。煎药方法，武火煎煮开锅后，改文火煎煮 20 分钟即可。1 日分 4 次服用。

【继承人按语】

此次药后大便基本正常，每日 1 次。故前方去泽泻、赤石脂，肉豆蔻减至 3g，减轻处方止泻药力。服 7 剂，巩固疗效。

复诊记录 3　2008 年 11 月 29 日

大便日 1 行，干稀不调。

舌象：舌淡红，舌苔淡黄厚。

脉象：脉细滑略数。

辨证：宿食停滞，脾胃失调。

立法：消食导滞，调中和胃。

用方：消食调中止泻方。

处方：藿香 10g，橘皮 10g，枳壳 6g，黄芩 6g，知母 6g，焦三仙 15g，砂仁 6g，荷叶 6g，法半夏 6g，炒白术 10g，莲子肉 10g，竹叶 6g，大腹皮 6g，茯苓 10g。7 剂，水煎服，日 1 剂。

医嘱：控制饮食，软烂为主。煎药方法，武火煎煮开锅后，改文火煎煮 20 分钟即可。1 日分 4 次服用。

【继承人按语】

患儿腹泻已痊愈。因患病日久，脾胃受损，故此次治疗原则转为调理脾胃。现辨证为宿食停滞，脾胃失调；治以消食导滞，调中和胃之法。

藿香、砂仁、荷叶芳香开胃，枳壳、焦三仙消食化积，黄芩、知母、竹叶清热导滞，橘皮、法半夏、炒白术、茯苓、莲子肉健脾止泻，大腹皮理气除胀。诸药配伍，共奏消食导滞，调中和胃之功。

服7剂，调理脾胃，巩固疗效，防止复发。

本例腹泻为伤食泻。周老认为伤食泻成人、小儿均可见到。如果是成人患伤食泻，所伤食物排出后马上就会缓解，病程较短；但如果是小儿，病程可能会长一些。伤食泻日久可能会发展为脾虚泻。本例患儿即迁延日久，达20余日，已经有脾虚泻的表现了。

周老认为，伤食泻的表现：腹泻次数不多，一般每日3～5次，多于10次的较为少见；患者多表现为饮食不香，大便稀，黏滞不化，气味酸臭，若为吃奶患儿其大便中可夹有奶瓣，恶心嗳气，呕吐奶块，腹胀，食欲不振，烦急颊红，手足心热，苔垢腻，如此这些皆为食滞的表现；若为婴幼儿，常有傍晚面颊红赤的表现；脉滑略数。

伤食泻的辨证为乳食停滞，脾胃失调；立法为消食导滞，调中止泻。

治疗伤食泻，周老临床常选用消食导滞、健脾祛湿之品，腹泻严重者可适当配伍少量固肠止泻药物，以增强止泻效果。临床常能收到良好效果。

老师评阅意见

这是一例婴幼儿腹泻，日久不愈病例的治验总结。对小儿腹泻的治疗，关键是准确辨证，以确定疾病的的性质，以确定治疗方针；其次要掌握治泻的要点，这样才能使中医治泻优势予以充分发挥。此总结对这两个主要方面分析透彻、合理。

唯尚有某些细节当须进一步思考：

1. 当正虚与泄泻同时存在，而治疗重点当以止泻为先。这不仅是为了控制水液与营养的丢失，而且也是更好地保存和利用食入的营养物质。

2. 如何判断早期脱水症呢？主要可从小儿的精神状态、小便是否减少以及皮肤弹性减退三方面来观察：如果患儿精神差，甚至萎靡不振，小便明显减少，检查腹壁或大腿内侧皮肤弹性减退，则可以肯定已经有明显脱水了。这时在中医治疗同时，争取适当西医补液，这样恢复更快。

3. 适当提前应用固涩药，时机如何掌握呢？提前应用固涩的三原则：第一，腹泻在 1 周以上；第二，热象不重，舌苔不厚，腹部不胀；第三，幼小婴儿，尤其是新生儿，更应提前固涩。

周耀庭

2010 年 2 月 3 日

便 秘

老人便秘

初诊记录　2009 年 7 月 22 日

徐某，男，64 岁。

主诉：排便困难 1 年。

现病史：近 1 年排便困难，需服用木香理气丸、牛黄类药物辅助排便。平素四肢乏力，腹胀不适，易急躁。

舌象：舌质淡红，舌苔中前部少苔，舌根部淡黄苔。

脉象：脉弦滑略数。

既往史：结肠黑变病。结肠息肉。

中医诊断：大便燥结。

西医诊断：便秘。

辨证：阴虚血亏，肠燥便秘。

治法：滋阴养血，润肠通便。

用方：济川煎加减。

处方：枳实 10g，厚朴 10g，当归 15g，肉苁蓉 15g，桃仁 10g，郁李仁 30g，玄参 15g，麦冬 30g，熟大黄 10g，元明粉（分冲）6g，黄芩 10g，知母 10g，黄芪 20g。7 剂，水煎服，日 1 剂，早晚饭后半小时温服。

医嘱：忌食辛辣、生冷、油腻。饭后半小时服药。

【继承人按语】

患者脉弦滑略数，表明体内有热，舌苔淡黄也支持有热。舌苔中前部少苔，说明有阴液不足。再参考患者64岁，年龄较大，阴液肯定不足。故辨证为阴虚血亏，肠燥便秘。治以滋阴养血，润肠通便为法。

复诊记录1　2009年7月29日

服上药后，前3天大便正常，第4天后无大便，使用开塞露后大便排出。现腹胀减轻，矢气多，食欲尚可。

舌象：舌质淡红，舌苔中部淡黄。

脉象：脉浮滑略数。

治法：证治同前。

用方：济川煎加减。

处方：枳实10g，厚朴10g，当归10g，黄芩10g，知母10g，桃仁10g，郁李仁30g，玄参30g，生地黄20g，槟榔10g，元明粉10g，酒大黄6g，炙黄芪20g，黑丑6g，白丑3g。7剂，水煎服，日1剂，早晚饭后半小时温服。

医嘱：忌食辛辣、生冷、油腻。饭后半小时服药。

【继承人按语】

药后大便较前通畅，治疗原则不变，药力较前方有所增强，服10剂，巩固疗效。

复诊记录 2　2009 年 8 月 9 日

周老电话回访,患者药后大便已恢复正常。嘱患者,不要马上停药,需坚持服药一段时间,以巩固疗效。

【继承人按语】

本例患者患有结肠黑变病,便秘 1 年余,长期依赖泻下药排便。患病日久,加之年迈,正虚可知。患者舌苔中前部少苔,说明有阴液不足。燥屎不行,郁而化热,故脉弦滑略数,舌苔淡黄。该患者为正虚之中偏于阴血不足,大肠液亏而便秘。故辨证为阴虚血亏,肠燥便秘。对于此类便秘,周老教导我们,忌用攻下,愈攻正气愈虚;治疗当以滋阴养血,润肠通便为法。

常用处方及方义分析:

生地黄、玄参、麦冬滋阴润肠;当归、白芍养血;火麻仁、桃仁、郁李仁,诸仁质润而滑,通便而不伤正,最宜老人血虚肠燥者使用;枳实、厚朴、熟大黄为小承气汤的组成,与方中其他滋阴养血润肠药物配伍后,力量缓和,具有缓下热结之功;肺与大肠相表里,黄芩、知母清肺热,则大肠燥热可以缓解;患者年老体弱,肉苁蓉补肾润肠通便,黄芪补气健脾增强肠蠕动。对于便秘日久患者,绝非一般滋阴通便方法就能完全解决,故方中常加入元明粉,咸寒软坚通结,以保证按时大便;元明粉咸寒而润,性缓和,只要用量适宜,不致大泻。

老师评阅意见

便秘并不简单，亦非单纯用一些泻下药所能解决。大肠便结有热结、燥结、浊结、虚秘等不同，治疗亦须有对应性，处方用药亦各不相同。同时，治疗便秘，尤其是习惯性便秘，不能依赖承气汤攻下，不然大便暂通，正气易伤。此例系老年久秘患者，尤须顾护正气。此总结较好阐明了上述观点，甚好。

周耀庭

2010 年 2 月 8 日

小儿便秘（宿食停滞，滞热内盛）

初诊记录　2011 年 3 月 9 日

张某，男，2 岁。

主诉：便秘 1 年。

现病史：患儿自出生半年后，大便开始逐渐干燥，并逐渐加重，目前大便 2 ～ 3 日 1 行，每次排便均较困难，以致患儿惧怕排便，每于便前哭闹不止。平素食欲不佳，口臭，容易发热，手足冷，夜寐不安。舌尖红，根部淡黄腻苔，脉细滑略数。

既往史：容易外感高热，皮肤容易湿疹。

体格检查：咽红。

辅助检查：无。

中医诊断：便秘。

西医诊断：便秘。

辨证：宿食停滞，滞热内盛。

治法：消食导滞，清泻滞热，润肠通便。

处方：枳壳 6g，橘皮 10g，黄芩 6g，知母 6g，焦三仙 15g，焦槟榔 6g，生地黄 10g，玄参 10g，麦冬 10g，熟大黄 6g，郁李仁 15g，桃仁 6g，二丑 3g，砂仁 6g，荷叶 6g。7 剂，水煎服，日 1 剂，早晚饭后半小时温服。

复诊记录 1　2011 年 3 月 16 日

药后大便已不硬，仍 2～3 天 1 次，口臭轻，睡觉较前安稳，皮肤湿疹。舌尖红，舌苔淡黄腻，脉细滑略数。

处方：枳壳 6g，橘皮 10g，黄芩 6g，知母 6g，焦三仙 15g，焦槟榔 10g，生地黄 10g，玄参 10g，麦冬 10g，熟大黄 6g，郁李仁 20g，桃仁 6g，二丑 3g，砂仁 6g，荷叶 6g。7 剂，水煎服，日 1 剂，早晚饭后半小时温服。

【继承人按语】

前方焦槟榔加至 10g，郁李仁加至 20g。

复诊记录 2　2011 年 3 月 23 日

药后大便已恢复正常，每日 1 次，不干。近日外感，咳嗽，有少量痰。舌尖红，苔淡黄腻，脉细滑略数。

证治同前。

处方：枳壳 6g，橘皮 10g，黄芩 6g，知母 6g，焦三仙 15g，焦槟榔 10g，生地黄 10g，玄参 10g，麦冬 10g，熟大黄 6g，郁李仁 20g，桃仁 6g，二丑 3g，砂仁 6g，荷叶 6g，桑叶 10g，杏仁 6g，连翘 10g，浙贝 6g。7 剂，水煎服，日 1 剂，早晚饭后半小时温服。

【继承人按语】

前方加桑叶 10g，杏仁 6g，连翘 10g，浙贝 6g，宣肺化痰止咳。

小儿便秘多因饮食积滞，滞热内盛，伤阴耗液，大肠液亏所致，虽有便秘而不可强攻，若误下则易导致进一步伤阴。正确的治疗方法是，清热导滞治其本，滋阴润燥，润肠通便治其标，标本兼顾。

黄芩、知母、焦四仙、熟大黄清热导滞；橘皮、枳壳理气消食；砂仁、荷叶调中开胃；生地黄、玄参、麦冬滋阴润燥；郁李仁、桃仁润肠通便；二丑通便攻积。诸药配伍，共奏消食导滞，清泻滞热，润肠通便之功。

老师评阅意见

便秘为儿童时期所常见。小儿便秘看似小病，但是小儿不大便，大人着急，也常常引起一家不安宁，不能轻视。但小儿便秘，亦有寒热虚实之分。故必须详察病情以确定其病因病机。此例根据其年龄及临床特点，确定其病因乃由滞热伤阴而致肠燥便秘，予清热导滞、润肠通便为法治疗获愈。此总结对此类病例的病因病机分析，以及阐明标本兼治的治疗原则，把握甚好，颇符合我经验特点。

周耀庭

2011 年 4 月 5 日

浅表性胃炎、反流性食管炎

初诊记录　2011 年 5 月 12 日

王某，男，42 岁。

主诉：打嗝、泛酸、烧心 1 个月。

现病史：1 个月前因喝酒引发胃病复发，泛酸、呃逆，食管烧灼感，胃脘疼痛，受凉后加重。大便不成形，每日 1 次。曾去某西医医院检查，胃镜示：浅表性胃炎，反流性食管炎。服用西药效果不明显。故寻求中医药治疗，缓解病痛。舌质红，舌苔白厚腻满布，脉弦细。

既往史：乙肝小三阳，浅表性胃炎。

化验检查：胃镜检查：浅表性胃炎，反流性食管炎。

中医诊断：胃痛。

西医诊断：浅表性胃炎，反流性食管炎。

辨证：中焦虚寒，肝气犯胃。

治法：温中散寒，疏肝和胃。

处方：醋柴胡 10g，川楝子 10g，广郁金 10g，青皮 10g，陈皮 10g，黄芩 6g，黄连 3g，吴茱萸 5g，法半夏 10g，旋覆花 10g，代赭石 20g，煅瓦楞 20g，海螵蛸 10g，苍术 10g，枳壳 10g，厚朴 10g。7 剂，水煎服，日 1 剂，早晚饭后半小时温服。

复诊记录 1   2011 年 5 月 19 日

药后泛酸大减，呃逆基本痊愈，胃脘饥饿时隐痛，大便已成形，舌淡红，舌苔白厚腻程度减退，脉弦细。

证治同前。

上方去厚朴，加白芍 10g，元胡 10g，14 剂，水煎服。

复诊记录 2   2011 年 6 月 19 日

药后泛酸、呃逆、胃痛未发，二便正常。舌质红，舌苔薄白腻，脉弦细。

证治同前。

效不更方，上方继服 7 剂，巩固疗效。

【继承人按语】

跟师侍诊期间，亲历周老治愈无数反流性食管炎患者，钦佩不已。独诊期间，依据周老辨证思路，学习周老选药配伍，治疗本例患者，疗效显著。总结如下：

1. 慢性胃炎病史，受凉后加重，大便不成形，表明中焦虚寒；患者工作紧张，烦急，情绪波动，泛酸，呃逆，表明肝气犯胃，气机逆上。故治以温中散寒，疏肝理气，降气和胃。

2. 方中用醋柴胡、川楝子、郁金疏肝理气，白芍平肝，青陈皮、枳壳、厚朴、法半夏理气和胃，黄芩、黄连、吴茱萸、煅瓦楞、海螵蛸清肝温中制酸，旋覆花、代赭石平肝降逆，元胡、白芍止痛。诸药配伍，中焦寒气得散，肝郁气滞得舒，使中焦升降归于正常，则胃脘泛酸、呃逆、疼痛不适缓解乃至消除。

老师评阅意见

此例是李明老师独诊病例。这是一例反流性食管炎病例。此病例亦属临床难治性病例之一。对这样一个复杂的病例，竟然首诊即控制病情，复诊记录2即基本痊愈，疗效突出。通过李明老师诊治此病例的总结，生动地证明中医师徒传授这一培养方式的必要性，可以说是培养中医临床人才的捷径，我通过几十年总结的经验，继承人能够在较短的时期内予以掌握，当然必须与学校系统教学相辅相成。

周耀庭

2011 年 6 月 18 日

肾 炎

初诊记录 2009 年 9 月 4 日

霍某，男，26 岁。

主诉：尿潜血（+++）反复发作 1 年 4 个月。

现病史：患者 2008 年 4 月高烧 1 周，当时检查尿常规：RBC 满视野，BLD（3+），PRO（3+），当地医院诊断为 IgA 肾病。经治疗稍有好转。2009 年 4 月又发高热，病情反复。平素口腔溃疡反复发作，咽喉不利，咳嗽，尿黄，身重乏力。

舌象：舌尖红，苔淡黄腻。

脉象：脉弦细。

实验室检查：2009 年 9 月 4 日检查尿常规：BLD（3+），PRO（－）。

体格检查：咽红。颈部淋巴结（－）。

中医诊断：血尿。

西医诊断：IgA 肾病。

辨证：湿热毒不净，邪迫血溢。

治法：清热解毒利湿，凉血止血。

用方：凉血安肾汤（周老自拟方）。

处方：蝉蜕 6g，桑叶 10g，牛蒡子 10g，桔梗 6g，生甘草 6g，黄芩 10g，生知母 10g，板蓝根 15g，生地黄 20g，玄参 15g，连翘 15g，白茅根 15g，赤小豆 10g，生侧柏叶 10g，小蓟 10g，棕榈炭 10g，血余炭 10g，蒲黄炭 10g，旱莲草 20g，藕节炭 10g，瞿麦 10g，石韦 10g。14 剂，水煎服，日 1 剂，早晚饭后半小时温服。

医嘱：预防感冒，忌食辛辣刺激食物，禁用温补之品。

【继承人按语】

周老认为，从本病发病经过来看，患者平素口腔溃疡反复发作、长期咽喉不利、咳嗽等表现，说明肺胃之热郁积日久迁延不愈；既往曾有高热不退，治疗不彻底，导致体内毒热不净，日久深入血分；苔腻，身困疲乏，表明体内兼有湿邪；尿黄说明湿热下注膀胱；血尿是热迫血溢的表现。故本证的辨证为湿热毒不净，湿从燥化，热毒偏盛，深入血分，灼伤血络，迫血妄行。治以清热解毒利湿，凉血止血。

方中生地黄重用，甘寒质润入血分，凉血止血，养阴清热；配伍小蓟凉血止血，并能化瘀。连翘、生侧柏叶、白茅根、赤芍、丹皮、板蓝根加强凉血解毒之力；赤小豆、瞿麦、石韦清热利湿；血余炭、棕榈炭、蒲黄炭、旱莲草、藕节炭凉血止血；蝉蜕、桑叶宣肺透邪外散表热；配伍牛蒡子、桔梗、生甘草、黄芩、生知母、玄参清肺利咽。全方清热宣肺与清热利湿凉血同用，共奏清热解毒利湿，凉血止血之功。

复诊记录 1　2009 年 9 月 18 日

近日口腔溃疡反复发作。自述平素不易感冒。

舌象：舌质红，苔淡黄。

脉象：脉弦细滑略数。

实验室检查：2009 年 9 月 18 日检查尿常规：BLD（＋），PRO（－）。

体格检查：咽红。颈部淋巴结（－）。

治法：证治同前。

用方：凉血安肾汤。

处方：蝉蜕 6g，桑叶 10g，牛蒡子 10g，桔梗 6g，生甘草 6g，黄芩 10g，生知母 10g，板蓝根 15g，生地黄 20g，玄参 15g，连翘 15g，白茅根 15g，赤小豆 10g，生侧柏叶 10g，小蓟 10g，棕榈炭 10g，血余炭 10g，蒲黄炭 10g，旱莲草 20g，藕节炭 10g，瞿麦 10g，石韦 10g，仙鹤草 10g。21 剂，水煎服，日 1 剂，早晚饭后半小时温服。

医嘱：预防感冒，忌食辛辣刺激食物，禁用温补之品。

【继承人按语】

前方加仙鹤草 10g。

服药 14 剂后病情好转，尿常规检查 BLD（＋），效不变法，治疗原则不变，前方加仙鹤草 10g。仙鹤草味苦性平，功擅止血，能治各部位出血病症，无论寒热虚实皆可应用，方中加入仙鹤草则止血之功加强。服 21 剂，巩固疗效。

复诊记录 2　2009 年 10 月 9 日

近日感冒。

舌象：舌质红，中前部少苔。

脉象：脉弦细滑。

实验室检查：2009 年 10 月 9 日尿常规检查：BLD（+），RBC45.8（< 25），PRO（+ –）。

体格检查：咽红。扁桃体Ⅰ度肥大。

治法：证治同前。

用方：凉血安肾汤。

处方：蝉蜕 6g，桑叶 10g，牛蒡子 10g，桔梗 6g，生甘草 6g，黄芩 10g，生知母 10g，板蓝根 15g，生地黄 20g，玄参 15g，连翘 15g，白茅根 15g，赤小豆 10g，生侧柏叶 10g，小蓟 10g，盐黄柏 6g，血余炭 10g，蒲黄炭 10g，旱莲草 20g，藕节炭 10g，瞿麦 10g，石韦 10g，仙鹤草 10g。21 剂，水煎服，日 1 剂，早晚饭后半小时温服。

医嘱：预防感冒，忌食辛辣刺激食物，禁用温补之品。

【继承人按语】

前方去棕榈炭，加盐黄柏 6g。

患者舌中前部少苔，表明已有阴伤。盐黄柏具有滋阴降火之功，加入方中可以防止相火妄动导致动血伤阴。服21剂，巩固疗效。

复诊记录3　2009年10月30日

感冒已愈，现自觉乏力。

舌象：舌质边尖红，舌苔根部淡黄腻。

脉象：脉弦细滑。

实验室检查：2009年10月30日尿常规检查：BLD（＋－），PRO（－）。

治法：证治同前。

用方：凉血安肾汤。

处方：蝉蜕6g，桑叶10g，牛蒡子10g，桔梗6g，生甘草6g，黄芩10g，生知母10g，板蓝根15g，生地黄20g，玄参15g，连翘15g，白茅根15g，赤小豆10g，生侧柏叶10g，小蓟10g，盐黄柏6g，血余炭10g，蒲黄炭10g，旱莲草20g，藕节炭10g，瞿麦10g，石韦10g，仙鹤草10g，草河车20g。7剂，水煎服，日1剂，早晚饭后半小时温服。

医嘱：预防感冒，忌食辛辣刺激食物，禁用温补之品。

【继承人按语】

病情稳定，前方加草河车20g，增强清热解毒利咽之力。服 7 剂，巩固疗效。

复诊记录 4　2009 年 11 月 27 日

上周感冒，现咽干，胸背不适。

舌象：舌质红，舌苔淡黄。

脉象：脉细滑。

体检：咽红。

实验室检查：2009 年 11 月 27 日尿常规检查：
BLD（＋－），PRO（－）。

治法：证治同前。

用方：凉血安肾汤。

处方：同上。21 剂。水煎服，日 1 剂，早晚饭后
半小时温服。

【继承人按语】

患者病情平稳，继服 21 剂，巩固疗效。

该患者所患为 IgA 肾病，患病时间为 1 年 4 个月，
期间因感冒反复一次，尿常规检查潜血最高 3+，尿蛋
白最高 3+。经过周老中药治疗 3 个月，尿潜血稳步下降，
逐步降为（＋－）。期间虽经 2 次感冒，口腔溃疡反
复发作，病情依然非常稳定，实属不易。

周老经常讲，本病的发生与上呼吸道反复感染有
关，故治疗一定要用疏风清热，解毒宣肺利咽之法，
杜绝本病诱因，防止病情进一步发展。周老常用蝉

蜕、桑叶、牛蒡子、苦桔梗、生甘草、黄芩、知母、板蓝根、草河车、生地黄、元参、连翘等。对于尿血，①因为病因为邪迫血溢所致，故要配伍凉血止血药，周老经常使用小蓟、生侧柏、白茅根、生地黄；②因为患病日久，故要配伍收涩止血药，周老常用棕榈炭、血余炭、蒲黄炭、藕节炭；③尿血责之于膀胱，膀胱易产生湿热，故要配伍清热利湿通淋药，周老经常使用瞿麦、石韦，这两味药既凉血止血，又利尿通淋，还清热利湿。

老师评阅意见

IgA 肾病常以血尿为主要表现。对本病的治疗，切忌从概念出发，盲目地认为久病必虚、肾无实证等，必须密切结合病情发展经过，了解既往病史，尤其是呼吸系统感染病史，才能抓住病情实质。《素问》曰："胞移热于膀胱，则癃、溺血。""溺血"即尿血，尿血多由血热引起，但血热当分虚实，此例脉症皆实，故治疗以凉血解毒止血为主。李明老师在总结此病例时，能够密切注意到此病例的病史中两次呼吸道感染对其发病起到关键性影响，并对此病的发生发展过程，运用中医理论予以描述，概念清晰，甚好。

周耀庭

2010 年 2 月 6 日

肾结石

初诊记录　2012 年 6 月 22 日

王某，男，46 岁。

主诉：尿血，腰痛 1 周。

现病史：患者 1 周前开始肉眼血尿反复发作，伴腰痛不适。近日在北京大学人民医院结石科就诊。B超检查：双肾结石，左肾积水，左侧输尿管上段扩张并结石。医生建议手术治疗。患者惧怕手术，故求诊于周老。患者痛苦面容，腰酸痛不适，舌质红，淡黄腻苔，脉弦。

既往史：肾结石 3 年，每年夏季发作。

过敏史：青霉素、蘑菇。

体格检查：左侧肾区叩击痛。

辅助检查：北京大学人民医院 B 超所见：双肾大小形态尚可，实质回声均，肾盏未见扩张。右肾下盏强回声，直径约 1.0cm。左肾上盏强回声，直径约 0.6cm。左肾盂、肾盏扩张，肾盂宽约 2.3cm。左侧输尿管上段扩张，宽约 0.7cm，距肾门 6 ~ 7cm 处可见强回声，直径约 0.8cm。右侧输尿管未见扩张。膀胱未充盈。前列腺大小约 3.3cm×4.2cm×3.7cm，实质回声欠匀，内可见钙化，直径约 0.6cm。

超声提示：1. 双肾结石。2. 左肾积水，左侧输尿管上段扩张并结石。3.前列腺增大并钙化灶。

中医诊断：石淋。

西医诊断：双肾结石，左肾积水，左输尿管结石。

辨证：下焦湿热，凝结为石。

治法：清热利湿，通淋排石。

处方：萹蓄 10g，瞿麦 10g，川萆薢 10g，枳壳 10g，青皮 10g，黄芩 10g，车前子（包）10g，黄柏 10g，泽泻 10g，石韦 10g，海金沙 20g，生地黄 15g，元胡 10g，连翘 10g，赤小豆 10g，肉桂 6g，冬葵子 10g。14 剂，水煎服，日 1 剂，早晚饭后半小时温服。

【继承人按语】

患者 B 超提示肾结石、输尿管结石，舌质红，苔黄腻，表明下焦湿热；又患者每于夏季肾结石、肾绞痛发作已 3 年，且今年发作于夏至第 2 天。夏季多夹湿邪，湿邪较盛，也说明本患者发病与湿热有关。故辨证为：下焦湿热，凝结为石。治以清热利湿，通淋排石。方中萹蓄、瞿麦、川萆薢、石韦、海金沙、冬葵子，清热利湿，通淋排石。车前子、泽泻、赤小豆，清热利湿，增加通淋排石之功。枳壳、青皮、元胡，理气止痛。连翘、黄芩清热燥湿，黄柏清下焦之湿热。恐方中利水渗湿药力过猛，容易伤阴，故配伍生地黄，防止渗利太过耗伤阴液。方中肉桂一味，药性属温，似与处方功效不符，实则起到鼓舞气血流通之用，以

肾结石

促进排石。

复诊记录 1　2010 年 7 月 6 日

服药期间患者尿血、腰痛时有发作，舌质淡红，淡黄腻苔，脉弦滑。

证治同前。

处方：萹蓄 10g，瞿麦 10g，川草薢 10g，枳壳 10g，青皮 10g，黄芩 10g，车前子（包）10g，黄柏 10g，泽泻 10g，石韦 10g，海金沙 20g，生地黄 15g，元胡 10g，连翘 10g，赤小豆 10g，肉桂 6g，冬葵子 10g，赤芍 10g，金钱草 20g，吴萸 5g，姜黄 6g，乌药 10g，鸡内金 10g，荔枝核 10g，酒大黄 3g。14 剂，水煎服，日 1 剂，早晚饭后半小时温服。

【继承人按语】

患者尿血、腰痛表明结石正在活动期。此时应抓住时机，一鼓作气，加大排石力量。故处方在前方基础有所加强。金钱草、鸡内金增强清热利水，通淋排石之功。姜黄、乌药、荔枝核三药性温，与吴茱萸一起鼓舞气血流通，促进排石；三药尚可理气，可增强止痛之功。因尿血已调，离经之血即为瘀血，故方中配伍赤芍，活血化瘀以止血。

复诊记录 2　2010 年 7 月 20 日

患者于 7 月 14 日到人民医院结石科复查 B 超，

超声所见：双肾大小、形态尚可，实质回声均，肾盂、肾盏未见扩张，右肾下盏强回声，直径约 0.9cm。左肾上盏强回声，直径约 0.5cm。超声提示：双肾结石。

患者已无血尿，腰痛未发。

输尿管结石已无，肾积水已无，患者病情稳定。周老说：可以停药。

【继承人按语】

周老认为泌尿系结石多因下焦湿热，蕴结成石；治疗以清热利湿，通淋排石为法。选药组方情况如下：

1. 清热利水通淋排石药为主。常用：萹蓄、瞿麦、草薢、金钱草、海金沙、石韦、鸡内金。

2. 配伍理气之品。常用：枳壳、青皮、乌药、姜黄、元胡。理气可以止痛。

3. 配伍少量温热之品，如肉桂、吴萸、乌药等，以鼓舞气血流通，加强止痛、排石。

4. 配伍化瘀之品。常用赤芍。瘀血祛则血可止，用于血尿不止之时。

老师评阅意见

泌尿系结石相当于中医的石淋、血淋、热淋等，总以下焦湿热所致，治疗当以清热利湿,通淋排石为主。但同时需注意疏肝理气、凉血止血、活血化瘀，同时适当地佐以温药，以加强排石之功。李明老师此总结甚详，病案资料较全，客观检查的前后对照更证明临床治疗效果，甚好。

周耀庭

2010 年 9 月 10 日

贫 血

初诊记录　2009 年 11 月 11 日

赵某，男，2 个半月。

主诉：贫血 2 个半月。

现病史：2009 年 8 月 24 日出生，至今贫血 2 月余，血色素低，输血 2 次后，血色素不升反降。出生后第 2 天出现黄疸，第 4 天退黄。与母亲血型一样，均为 O 型。

舌象：舌质淡红，舌苔白腻。

脉象：脉细滑。

既往史：无。

实验室检查：血常规检查，Hb：73g/L；RBC：2.65×10^{12}/L；PLT：374×10^9/L。

中医诊断：血虚证。

西医诊断：贫血。

辨证：脾胃虚弱，阴血不足。

治法：健脾益胃，滋阴养血。

用方：参苓白术散加减。

处方：党参 6g，茯苓 10g，炒白术 10g，炙黄芪 10g，当归 6g，白芍 6g，川芎 3g，莲子肉 10g，阿胶珠 10g，砂仁 3g，山药 10g，黄连 3g。7 剂，水煎服，日 1 剂，早中晚温服。

医嘱：忌食辛辣、生冷、油腻。饭后半小时服药。

【继承人按语】

患儿出生之后即患病，属后天失养，脾胃虚弱。脾胃为后天之本，气血生化之源，故脾胃虚弱则阴血不足。因此治疗以健脾益胃，滋阴养血为法。参苓白术散具有益气健脾，渗湿止泻之功，故用参苓白术散加减。

方义分析：党参 6g，茯苓 10g，炒白术 10g，莲子肉 10g，砂仁 3g，山药 10g；为参苓白术散的主要组成，益气健脾，渗湿止泻。炙黄芪 10g，白芍 6g，川芎 3g，当归 6g，阿胶珠 10g；益气养血，与参苓白术散配伍，则健脾益胃，滋阴养血之作用更强。上药均为温热之品，恐患儿服后生热，不利于疾病的恢复，故配伍黄连 3g。

复诊记录 1　2009 年 11 月 18 日

服上药后水样腹泻，易手足出汗。

舌象：舌质淡红，舌苔白腻。

脉象：脉细滑。

实验室检查：血常规检查，Hb：81g/L；WBC：11.3×10^9/L；N：58.3%；L：6.6%。

治法：证治同前。

用方：参苓白术散加减。

处方：党参 6g，茯苓 10g，炒白术 10g，炙黄芪

10g，当归 6g，白芍 6g，莲子肉 10g，阿胶珠 10g，砂仁 3g，山药 10g，黄连 3g，肉豆蔻 3g，赤石脂 3g。7 剂，水煎服，日 1 剂，早中晚温服。

医嘱：忌食辛辣、生冷、油腻。

【继承人按语】

药证相符，服药 7 剂，血色素较前有所提升。患儿腹泻，症状较为紧急，故治疗时采取"急则治其标"的原则，加肉豆蔻 3g，赤石脂 3g，以加强止泻效果。

复诊记录2　2009 年 11 月 25 日

服上药后大便已正常，现睡眠不安，手足凉，易出汗。

舌象：舌质淡红，舌苔薄白。

脉象：脉细滑略数。

治法：证治同前。

用方：参苓白术散加减。

处方：党参 6g，茯苓 10g，炒白术 10g，炙黄芪 10g，当归 6g，白芍 6g，莲子肉 10g，阿胶珠 10g，砂仁 3g，山药 10g，黄连 3g，肉豆蔻 3g，赤石脂 3g，生地黄 6g。7 剂，水煎服，日 1 剂，早中晚温服。

医嘱：忌食辛辣、生冷、油腻。

【继承人按语】

患儿睡眠不安，容易出汗，是内热的表现，故加

贫

血

入生地黄6g，清热凉血养阴。

复诊记录3　2009年12月9日

现大便不稀，有不消化物，手心热，手足出汗。目前体重8公斤。

舌象：舌质淡红，舌苔薄白。

脉象：脉滑略数。

检查：指纹青紫。

治法：证治同前。

用方：参苓白术散加减。

处方：党参6g，茯苓10g，炒白术10g，炙黄芪10g，当归6g，白芍6g，莲子肉10g，阿胶珠10g，砂仁3g，黄连3g，生地黄6g，肉豆蔻3g，苍术10g，鸡内金6g，焦山楂6g。7剂，水煎服，日1剂，早中晚温服。

医嘱：忌食辛辣、生冷、油腻。

【继承人按语】

前方去山药、赤石脂，加苍术10g，鸡内金6g，焦山楂6g。

腹泻好转，故去山药、赤石脂；大便有不消化食物，加苍术、鸡内金、焦山楂，消食导滞。

复诊记录4　2009年12月23日

现大便正常。

跟师录——国医名师周耀庭临证实录

舌象：舌质淡红，舌苔薄白。

脉象：脉滑略数。

检查：指纹青紫。

治法：证治同前。

用方：参苓白术散加减。

处方：苍术 6g，炒白术 10g，藿香 6g，防风 6g，炙黄芪 10g，当归 6g，白芍 6g，莲子肉 10g，茯苓 10g，砂仁 6g，黄连 3g，鸡内金 6g，肉豆蔻 3g。7 剂，水煎服，日 1 剂，早中晚温服。

医嘱：忌食辛辣、生冷、油腻。

【继承人按语】

前方去党参、阿胶珠、生地黄、焦山楂，砂仁增至 6g，苍术减至 6g。恐党参、阿胶珠、生地黄碍胃，焦山楂消导力猛，故去之不用。加入藿香 6g，防风 6g，芳香化湿，行气开胃，防止腹泻复发。

复诊记录 5　2009 年 12 月 30 日

现大便正常，日 1 行。手心热。目前体重 8.5 公斤。

舌象：舌质淡红，舌苔薄腻。

脉象：脉滑略数。

检查：腹软，脾大小正常。

实验室检查：血常规检查，Hb：91g/L；RBC：3.9×10^{12}/L；PLT：285×10^9/L。

治法：证治同前。

用方：参苓白术散加减。

处方：苍术 6g，炒白术 6g，藿香 6g，防风 6g，炙黄芪 10g，当归 6g，白芍 6g，莲子肉 10g，茯苓 10g，砂仁 6g，黄连 3g，鸡内金 6g，肉豆蔻 3g，焦神曲 3g，焦山楂 6g。7 剂，水煎服，日 1 剂，早中晚温服。

医嘱：忌食辛辣、生冷、油腻。

【继承人按语】

血色素稳步提升。红细胞、血小板已恢复正常。

炒白术减至 6g，加入焦神曲 3g，焦山楂 6g，治疗原则不变，巩固疗效。

复诊记录 6　2010 年 1 月 6 日

现大便正常，日 1 行。感冒，流涕，有痰。手及躯干皮肤湿疹。

舌象：舌质淡红，舌苔白腻，中心剥苔。

脉象：脉滑略数。

检查：眼睑颜色正常。

治法：证治同前。

用方：参苓白术散加减。

处方：苍术 6g，炒白术 10g，藿香 6g，防风 6g，炙黄芪 10g，当归 6g，白芍 6g，莲子肉 10g，金银花 6g，连翘 6g，桑叶 6g，杏仁 6g，法半夏 3g，炙枇杷

叶 6g, 砂仁 6g, 鸡内金 6g, 肉豆蔻 3g, 焦山楂 6g。7 剂,
水煎服, 日 1 剂, 早中晚温服。

医嘱: 忌食辛辣、生冷、油腻。

【继承人按语】

患儿体重增加, 贫血现象逐步好转, 病情稳定,
故药物调整用量, 炒白术增至 10g, 减去茯苓、黄连、
焦神曲。

近日感冒, 故加入金银花 6g, 连翘 6g, 桑叶
6g, 杏仁 6g, 法半夏 3g, 炙枇杷叶 6g, 疏风清热,
宣肺散邪, 治疗感冒。

本例患儿出生后即贫血, 经周老单纯中药治疗 6
周, 血色素从 73g/L 提升至 91g/L, 红细胞、血小板恢
复正常。身体状况逐渐好转, 体质逐渐增强。

通过学习周老对这个病例的治疗方法、选药配伍,
我有两点体会:

1. 治病求本: 该患儿虽为贫血证, 但是周老治疗
没有简单地选用补血药, 而是从患儿病因着手。患儿
脾胃虚弱, 脾胃为后天之本, 气血生化之源, 脾胃虚
弱则化生气血不足, 导致贫血, 故治疗以益气健脾为
法。脾胃得健, 则气血生化有源, 再配合少量养血之品,
结果疗效显著。

2. 急则治其标: 患儿治疗期间腹泻较为严重, 症

状较为紧急，周老治疗时采取"急则治其标"的原则，在益气健脾止泻的基础上，方中加肉豆蔻3g，赤石脂3g，两味收敛固涩药物，以加强止泻效果。治疗可谓立竿见影。

老师评阅意见

对新生儿贫血，至少要做两方面重点考虑：一是西医诊断，二是中医病因病机的确立。导致新生儿贫血，可由多种原因，如出血性贫血、新生儿溶血性贫血、某种酶的缺乏，又如G-6-PD，以及先天性纯红细胞再生障碍以及营养性贫血等。各种贫血需要不同对待。西医诊断不同，在中医看来，也有不同的病因病机，二者紧密联系。此总结对该例新生儿贫血的治验记录甚详，治疗原则、方药配伍以及治疗中缓急先后等，均作详细记述，甚好。但由于新生儿、婴幼儿的特殊性，尚须多关注西医诊断问题，以便更全面了解病情以及得到更好的治疗。

周耀庭

2010年2月8日

心 悸

初诊记录　2010 年 8 月 7 日

王某，男，8 岁 6 个月。

主诉：心悸 2 个月。

现病史：患儿两个月前曾患感冒，痊愈后自觉时有心慌，曾去医院检查，做心电图，提示偶发室早，心肌酶检查正常。某医院诊断：心律失常。家长担心患儿病情继续发展，欲求中医治疗。现患儿经常感觉心慌，情绪随之波动，烦急，汗出较多，饮食、睡眠、二便均无明显异常。舌尖红，舌苔淡黄腻，脉细滑略数。

既往史：经常扁桃体化脓，每次病发均伴中等度发热。

体格检查：咽红，双侧扁桃体Ⅱ度肿大。

辅助检查：心电图示偶发室早。心肌酶检查正常。

中医诊断：心悸。

西医诊断：心律失常。

辨证：宿食停滞，滞热内盛，肝郁气滞，心脉失通。

治法：消食导滞，清泻滞热，疏肝解郁，活血通脉。

处方：醋柴胡 10g，川楝子 10g，广郁金 10g，枳壳 6g，白蒺藜 10g，夏枯草 10g，旋覆花 10g，代赭石 15g，黄芩 6g，知母 10g，黄连 3g，焦四仙 20g，生地黄 10g，桃仁 10g，红花 10g，赤芍 10g，白芍 10g，生龙齿（先煎）15g，珍珠母（先煎）15g，浮小麦10g。7剂，水煎服，日1剂，早中晚饭后半小时温服。

复诊记录1　2010年8月14日

药后心慌发作次数减少，心率104次/分，纳可，二便正常，双侧扁桃体Ⅱ度肿大，舌苔淡黄中部有剥脱，脉滑略数。

处方：醋柴胡10g，川楝子10g，广郁金10g，枳壳6g，旋覆花10g，代赭石20g，黄芩6g，知母10g，苦桔梗6g，生甘草6g，板蓝根15g，草河车15g，生地黄10g，玄参15g，麦冬15g，生龙齿（先煎）15g，五味子10g，黄连3g。7剂，水煎服，日1剂，早中晚饭后半小时温服。

【继承人按语】

前方加入清泻肺胃、解毒利咽之品。

复诊记录2　2010年8月21日

药后心慌未发，心率76次/分，近日外感，鼻塞流黄浊涕，轻咳，双侧扁桃体Ⅱ度肿大，舌尖红，淡黄腻苔，花剥，脉滑略数。

辨证：肺胃蕴热，余邪未尽，肝郁化火，肝火扰心。

治法：清泻肺胃，清解余邪，疏肝解郁，清肝泻火，宁心安神。

处方：醋柴胡10g，川楝子10g，广郁金10g，枳壳 6g，旋覆花 10g，代赭石 20g，黄芩 6g，知母 10g，苦桔梗 6g，生甘草 6g，板蓝根 15g，草河车 15g，生地黄 10g，玄参 15g，麦冬 15g，天冬 10g，辛夷 10g，菊花 10g，炙枇杷叶 10g，生龙齿（先煎）15g，珍珠母（先煎）15g，五味子 10g，黄连 3g，石菖蒲 10g，远志 10g。7 剂，水煎服，日 1 剂，早中晚饭后半小时温服。巩固疗效。

复诊记录 3　2011 年 1 月 4 日

患者因外感来诊，询问其病情，患儿心慌至今未再发，曾复查动态心电图亦示正常。

【继承人按语】

1. 心悸一病，周老一般将其分为以下 4 型：

①邪毒不尽，灼伤心阴。当以清解余热，滋阴宁心为主。

②气血不足，心失所养。属虚损范畴，则须补益气血，养心安神。

③肝气郁结，心脉失通。当疏肝理气，行气通脉。

④瘀血内停，阻滞心脉。当活血化瘀，行气通脉。

在祛除病因治本的同时，亦结合宁心安神等治标之法。

2. 对本例患儿，周老特别强调必须根据其发病经过、临床特点进行诊治。一是患儿有反复呼吸道感染病史，此次发病又因感冒诱发，目前扁桃体Ⅱ度肿大，故应考虑为肺胃余邪不尽，损伤心阴所致；二是患儿现性情急躁，情绪波动较大，故考虑为肝气郁结，气郁化热，肝火扰心所致。

3. 本例患儿用药主要由以下几组药物组成：

①反复感染容易导致多种病证，危害很大。本病肺胃余热不尽是主要病因，周老选用黄芩、知母、苦桔梗、生甘草、板蓝根、草河车、玄参、炙枇杷叶等，清泻肺胃，解毒利咽，祛除病因。

②临床儿童七情六欲致病亦不可忽视，本例患者有肝火扰心之病因，故选用醋柴胡、川楝子、广郁金、白蒺藜、夏枯草、白芍、旋覆花、代赭石、黄连等，疏肝理气，清热降火。

③余热、肝火均可损伤心阴，配伍生地黄、玄参、天冬、麦冬、石菖蒲、远志、五味子，以养心阴安心神。

④为加强疗效，须配伍生龙齿、珍珠母等镇心安神之品，桃仁、红花、赤芍等以行血通脉。

4. 辨证准确，配伍合理，照顾全面，故患儿疗效显著。

老师评阅意见

儿童频发性早搏相当于小儿心悸。此证原因不一，治法多异。通过详察病情，其证确定为：①毒热伤阴，心阴不定；②肝气郁结，心脉失通。根据以上病因病机分析，治疗始终围绕着清心解毒、滋养心阴，以及疏肝解郁、清热降火两个重点进行，按法治疗而获愈。此总结对病因病机以及治疗原则、方法分析甚详，概念清晰，甚合我意。

周耀庭

2010 年 9 月 10 日

盗　汗

初诊记录　2011 年 3 月 4 日

王某，男，2 岁。

主诉：盗汗 1 年余。

现病史：患儿出生后 3 个月开始夜寐头汗，逐渐加重，现每晚入睡第 1 小时内头汗淋漓，枕巾全部湿透。平时容易感冒，纳食量较大，喜饮水，夜寐不安，伴磨牙，大便干，偶有腹痛。1 个月前外感致咳嗽，发展为喘息性支气管炎。舌淡红，根部淡黄苔，脉滑略数。

既往史：无。

过敏史：无。

体格检查：面色皮肤发花。

辅助检查：无。

中医诊断：盗汗。

西医诊断：盗汗。

辨证：素有虫积，脾胃失调。

治法：消食祛虫，调中和胃，安蛔止痛。

处方：藿香 10g，枳壳 6g，木香 6g，白芍 10g，黄芩 6g，黄连 3g，青花椒 6g，小茴香 6g，元胡 6g，乌梅 6g，焦三仙 15g，焦槟榔 6g，砂仁 3g，荷叶 6g，熟大黄 3g。7 剂，水煎服，日 1 剂，早中晚饭后半小时温服。

【继承人按语】

本方为周老治疗虫积腹痛经验方"安蛔消积调中汤"加熟大黄组成。

复诊记录 1　2011 年 3 月 11 日

药后盗汗减轻,磨牙好转,大便已不干。近日外感,今晨体温37.1℃,纳食好,舌尖红,淡黄腻苔,脉细滑数。

证治同前。

处方:藿香 10g,枳壳 6g,木香 6g,白芍 10g,黄芩 6g,黄连 3g,川椒 6g,小茴香 6g,元胡 6g,乌梅 6g,焦三仙 15g,焦槟榔 6g,砂仁 3g,荷叶 6g,熟大黄 3g,薄荷 5g,金银花 10g。7 剂,水煎服,日 1 剂,早中晚饭后半小时温服。

【继承人按语】

因近日有外感,故加薄荷 5g,金银花 10g,用以辛凉解表,清热解毒。

复诊记录 2　2011 年 3 月 25 日

盗汗大减,已无磨牙,腹痛未发,近 3 天大便偏稀。舌质红,舌苔厚白,脉细滑略数。

证治同前。

处方:藿香 10g,枳壳 6g,木香 6g,白芍 10g,黄芩 6g,黄连 3g,川椒 6g,小茴香 6g,元胡 6g,乌梅 6g,焦三仙 15g,焦槟榔 6g,砂仁 3g,荷叶 6g,

薄荷 5g，金银花 10g，连翘 10g，苍术 10g。7 剂，水煎服，日 1 剂，早中晚饭后半小时温服。

【继承人按语】

前方加连翘，一可增强治疗外感之功效，二可治疗食积滞热，三可清热祛湿，治疗大便偏稀。加苍术，燥湿健脾，周老常用此药治疗脾湿大便偏稀者。

复诊记录 3　2011 年 4 月 1 日

现夜寐安稳，已无头汗，磨牙已愈，腹痛未再发作，面部皮肤发花情况已经消失，舌质淡红，舌苔厚黄腻，脉细滑。

处方：藿香 10g，枳壳 6g，木香 6g，白芍 10g，黄芩 6g，黄连 3g，川椒 6g，小茴香 6g，元胡 6g，乌梅 6g，焦三仙 15g，焦槟榔 6g，砂仁 3g，荷叶 6g，薄荷 5g，金银花 10g，连翘 10g，苍术 10g。7 剂，水煎服，日 1 剂，早中晚饭后半小时温服。

【继承人按语】

1. 盗汗的原因很多，一般书本上所列多为阴虚盗汗、气虚自汗。本例患者以盗汗为主诉就诊，周老经过望闻问切综合考虑，并根据多年临证经验，认为此患儿之盗汗是因素有虫积，脾胃失调，滞热内盛所致。本患儿的具体症状分析如下：

患儿平素食量较大，周老认为这种患儿多因食欲旺盛，或喜肉食，或遇到好吃的饮食无节制，日久容易导致食积内停，积滞内停日久化热形成滞热内盛。头为诸阳之会，滞热内盛，容易头汗；滞热内盛，伤阴耗液，故患儿喜饮水，大便偏干；食积内停，脾胃失调，滞热内盛，故患儿夜寐不安，伴磨牙；滞热内盛加之脾胃失调，患儿抵抗力下降，故平时容易感冒；患儿1个月前所患喘息性支气管炎，周老看来，应该属食痰；面色发花，偶有腹痛，应为虫积所致；舌脉支持滞热内盛。

2.周老针对患儿的具体情况，治疗采用消食祛虫，调理脾胃，安蛔止痛之法。处方以周老多年经验方"安蛔消积调中汤"加减治疗：藿香、枳壳、木香、白芍、黄芩、黄连、川椒、小茴香、元胡、乌梅、焦四仙、砂仁、荷叶。方中霍香、枳壳理气醒脾；砂仁、荷叶调中开胃，再加焦四仙消食导滞。黄芩、黄连味苦清化滞热，川椒、小茴香味辛温中散寒，乌梅味酸安蛔止痛。木香、白芍、元胡理气和营止痛。诸药配伍，共奏温中散寒、清泄滞热、消食祛虫、调中和胃之功，则盗汗可除，磨牙可轻，腹痛可愈，面色可改善，体质可增强。

3.周老经验，小儿盗汗，尤其是头汗，多数是因食积内停，滞热内盛所致。临证万万不可人云亦云，随便诊为气虚、阴虚所致，遂妄用补法，导致严重后果。

本案周老抓住滞热内盛导致盗汗的主要病机，果断选用清泻滞热之品，不用敛汗之品而盗汗迅速得到治愈，此为治病求本之典范。

老师评阅意见

虫积为儿童所常见。此例以盗汗、腹痛为主求诊。临证分析，确为虫积腹痛以及滞热逼津为主，均属实证，忌用补法。重用清热导滞、消积化虫法治疗，诸症均消，这是按证治疗的结果。李明老师此总结详尽，对辨证依据、治疗原则、治疗结果，一一予以详述。对病因病机分析尤细，并一再指出治病不要机械地从单一概念出发，而是要抓住病机的根本，才符合治病要领，也是我平时所关注。

周耀庭

2011 年 4 月 20 日

类风湿性关节炎

初诊记录　2010 年 5 月 5 日

许某，女，35 岁。

主诉：类风湿性关节炎 20 余年。

现病史：患者初中时即关节疼痛，每遇变天则疼痛加重。现晨僵严重，右脚大脚趾疼痛严重已变形。舌尖红，淡黄腻苔，脉弦细。

既往史：类风湿性关节炎。

体格检查：右大脚趾变形。

辅助检查：尿酸、血沉均正常。补体 C3 0.758（0.9 ～ 1.8）g/L，类风湿因子 RF26（0 ～ 10）IU/mL。足部 X 线片示：右脚大脚趾有改变。

中医诊断：痹证。

西医诊断：类风湿性关节炎。

辨证：风寒湿邪，痹阻经络，脾肾阳虚。

治法：温补脾肾，散风利湿，温经通络。

处方：防风 10g，秦艽 10g，苍术 10g，黄柏 10g，独活 10g，寄生 20g，萆薢 10g，生薏苡仁 15g，制草乌 3g，制川乌 3g，细辛 3g，当归 10g，川芎 6g，海风藤 10g，鸡血藤 10g，炙乳香 6g，炙没药 6g，防己 10g。14 剂，水煎服，日 1 剂，早晚饭后半小时温服。

【继承人按语】

患者关节疼痛，属于中医痹证。《黄帝内经》云"风寒湿三气杂至合而为痹"，说明痹证为多病因。每遇风寒或变天诱发或加重，说明病因有风寒之邪；有关节变形、舌苔腻，表明还有湿邪；风寒湿邪气痹阻经络，故关节疼痛；患病日久，正气不足，脾肾阳虚。治以温补脾肾，散风利湿，温经通络。方中防风、秦艽、独活散风寒祛风湿；苍术、黄柏燥湿，川草薢、生薏苡仁、防己祛经络之湿；制川草乌、细辛散寒通络；桑寄生补肝肾，祛风湿；海风藤、鸡血藤祛风通络；当归、乳香、没药活血化瘀，缓解关节变形，其中当归寓有"治风先治血"之意。

复诊记录 1 2010 年 5 月 19 日

药后自觉周身关节较前舒适，晨僵几乎感觉不到了。舌淡红，根部淡黄，脉弦细。

证治同前。

处方：防风 10g，秦艽 10g，威灵仙 10g，苍术 10g，黄柏 10g，独活 10g，寄生 10g，草薢 10g，生薏苡仁 15g，制川乌 3g，制草乌 3g，细辛 3g，当归 10g，川芎 6g，海风藤 10g，鸡血藤 10g，生黄芪 20g，桂枝 10g，赤芍 10g，白芍 10g，制乳香 6g，制没药 6g，防己 10g。21 剂，水煎服，日 1 剂，早晚饭后半小时温服。

【继承人按语】

药后患者症状明显缓解，说明药证相符。前方去当归，加威灵仙、制草乌、生黄芪、桂枝、赤白芍，增强散寒祛湿，温经通络之功。服 21 剂，巩固疗效。

周老临床治疗痹证，用药看似很平常，用量也不超范围，但临床疗效显著。下面将周老常用处方药物配伍分析如下：

1. 散风药。常用防风、秦艽、威灵仙、羌活、独活。有汗者用防风、秦艽；无汗者用羌活。周身疼痛者常羌活、独活配伍使用。

2. 散寒药。桂枝既温阳又温经通络，且不滋腻，常配伍茯苓起到利湿作用。若寒邪偏重，常配伍附子、肉桂。附子温阳散寒力强，走而不守，且有化湿之功，一般用量为 6g～10g，重者可增至 15g。若感寒严重，表现为疼痛为主者，常用制川草乌，温经散寒，通络止痛，常用量为各 3g。必要时配伍炙麻黄可增强散风祛寒温经之力。配伍细辛则温阳散寒之中又有通络之意，治疗效果更加明显。

3. 祛湿药。首用苍术、黄柏，二药燥湿力强，互相促进。其次配伍生薏苡仁、防己、川草薢等祛除经络之湿的药物；有肌肉酸胀者，加木瓜。在此基础上加入茯苓、泽泻增强祛湿效果。

4.血分药。方中常配伍当归、川芎，养血活血。寓"治风先治血，血行风自灭"之意。

5.补虚药。对于痹证日久者，常用独活寄生汤加减治疗。气血两虚者加八珍汤；浮肿者加生黄芪；肾阴虚者加枸杞子；病久肾虚严重者，常表现肾阳不足，常加补骨脂、肉苁蓉、巴戟天、杜仲。

6.通络药。常用地龙通经活络。初期用海风藤、青风藤，后期用鸡血藤。热痹常配桑枝。关节变形者用乳香、没药化瘀；用白芥子化痰。类风湿变形严重者加穿山甲6g，土鳖虫6g。顽痹、尪痹加乌梢蛇6～10g，白花蛇6～10g。

老师评阅意见

此例患类风湿性关节炎已20余年，关节晨僵现象严重，右脚趾变形。经治疗症状缓解较快。此征虽属顽痹之列，但只要洞悉该病的病因病机，抓住治疗要领，就能较大程度缓解病情。李明老师此总结甚详，对病因病机分析概念清晰，尤其对治疗该病的制方用药讨论更为详尽，深得我意。

周耀庭

2011 年 4 月 26 日

312

多发性抽搐

初诊记录　2010 年 12 月 24 日

刘某，男，13 岁。

主诉：患者咔嗓子、扭脖子，手足抽搐 2 个月。

现病史：患者 2 个月前频发眨眼，脾气急躁，睡眠轻，容易惊醒，食欲不佳。近 2 个月来，突然眨眼加重，并出现频繁扭动脖子、手足抽搐、喀嗓子等症。脾气更加暴躁，又胆小害怕常有恐惧感，消瘦，饮水不多，大便不成形。舌尖红，淡黄苔，脉弦细。

既往史：无。

过敏史：无。

体格检查：无。

辅助检查：无。

中医诊断：肝风。

西医诊断：儿童多发性抽搐。

辨证：肝郁化火，肝风内动。

治法：疏肝解郁，清热降火，平肝息风。

处方：醋柴胡 10g，川楝子 10g，广郁金 10g，枳壳 10g，黄芩 10g，炒栀子 10g，白蒺藜 10g，夏枯草 10g，旋覆花 10g，代赭石 20g，钩藤 10g，僵蚕 10g，全蝎 6g，生石决明（先煎）15g，珍珠母（先煎）

20g，生地黄 15g，赤芍 10g，白芍 10g。14 剂，水煎服，日 1 剂，早晚饭后半小时温服。

【继承人按语】

肝为将军之官，体阴而用阳。肝气不舒，肝郁化火则患者表现为急躁易怒。肝主筋，肝阴血不足，肝风内动则患者抽搐、多动。肝胆与脾胃关系密切，肝病日久损伤脾胃；胃主受纳，胃伤则食欲减退；脾主运化，脾伤则大便不成形；脾主四肢肌肉，脾伤则患者消瘦。舌尖红，淡黄苔，表明患者内有火热之邪；脉弦细表明肝血不足。

综合分析：患者病属肝郁化火，肝风内动。治以疏肝解郁，清热降火，平肝息风为法。

复诊记录 1　2010 年 12 月 31 日

服药 7 天后，咔嗓子、抽搐、扭脖子的症状明显减轻，躁动不安情况大有好转，脾气好转，睡眠较前平稳，纳食转佳，咳嗽减轻，无痰，大便日 2 行，舌尖红，淡黄苔，脉弦细。

处方：醋柴胡 10g，川楝子 10g，郁金 10g，枳壳 10g，黄芩 10g，炒栀子 10g，白蒺藜 10g，夏枯草 10g，旋覆花 10g，代赭石 20g，钩藤（后下）10g，玄参 15g，僵蚕 10g，全蝎 6g，麦冬 15g，生石决明（先煎）15g，珍珠母（先煎）20g，生地黄 15g，赤芍 10g，白芍 10g。14 剂，水煎服，日 1 剂，早晚饭后半小时温服。

医嘱：坚持服药，巩固疗效，不要轻易停药。

【继承人按语】

周老临床治疗多发性抽搐效果显著。疗效好是表面现象，挖掘其根源，必定有其道理。结合侍诊抄方所见，结合周老答疑解惑，结合自己深入思考，下面将学习体会总结如下：

1.明确诊断，正确治疗。在儿童患者中，有两种相类似的情况，一种是多发性抽搐，另一种是多动综合征，实际上是两种不同的情况。前者是以不自主抽搐为主，后者是多动和注意力不集中为主。动则为阳，静则为阴。从中医来看，这二者均属多火阳证。但前者为肝风内动，后者为肝风欲动；前者阴虚明显，后者火旺明显；故前者平肝息风、滋阴潜阳为主，后者疏肝清肝降火为主。

2.病因病机不离肝。周老认为本病与肝有密切关系，是肝郁气滞，是肝郁化火，是肝阴不足，是肝阳上亢，是肝风内动。所以患者在多动、抽搐的同时，多数伴有脾气急躁、暴躁，睡眠不实，胸憋，太息等，舌质多红，舌苔多黄，脉象多弦细。

3.选用药物应该稳准有力。周老观察多发性抽搐患者，或因肝郁化火、肝风内动所致为主，或因阴虚肝旺、肝风内动所致为主；无论哪种情况，平息肝风是治疗的总原则。故治疗多采用疏肝解郁，清肝降火，平肝息风之法。

4. 常用基本处方：醋柴胡10g，川楝子10g，郁金10g，白蒺藜10g，夏枯草10g，白芍10g，旋覆花10g，代赭石20g，黄芩10g，炒栀子10g，生石决明（先煎）15g，钩藤（后下）10g。方中醋柴胡、川楝子、郁金疏肝解郁；白蒺藜、夏枯草、黄芩、炒栀子清肝降火；白芍滋阴柔肝；旋覆花、代赭石平肝降逆，生石决明（先煎）、钩藤平肝息风。

常用加减：抽搐较重者，加僵蚕10g，全蝎6g，以息风止抽搐。阴伤较重者，加生地黄10～15g，玄参15g，麦冬15g，龟甲10g以滋阴潜阳。夜寐不安较重者，加生石决明15g，珍珠母20g，重镇安神，平肝潜阳。

老师评阅意见

多发性抽搐在儿童较为常见。此类患儿多有明显的性格脾气的改变，常表现为烦躁起急、易激动、易怒。从中医看来，有肝郁化火导致肝风的特征。以往有人说小儿无七情六郁之病，实则不然，七情六欲亦常困扰小儿，唯以5岁以上儿童为主。李明老师总结此例甚详，而且能将中西医密切联系，并认识到此病的致病因素与治疗要点，甚好。

周耀庭

2011 年 1 月 28 日

小儿尿床

初诊记录　2011 年 3 月 12 日

叶某，男，7 岁。

主诉：尿床 4 年。

现病史：患儿从小即尿床，每晚尿床 2～3 次，自汗，大便不实，舌质淡红，根部淡黄腻苔，脉沉细。

既往史：易感儿。

体格检查：面色黄白。

中医诊断：尿床。

西医诊断：遗尿。

辨证：脾肺气虚，下元不固。

治法：健脾益气，敛肺缩尿。

处方：炙黄芪 30g，防风 10g，白术 10g，生牡蛎 20g，白果 6g，五味子 10g，芡实 6g，补骨脂 10g，覆盆子 10g，浮小麦 10g，怀山药 10g，黄芩 6g。7 剂，水煎服，日 1 剂，早晚饭后半小时温服。

【继承人按语】

尿床一病多责之脾、肾，本例患者伴有自汗，大便不实，平素容易外感，故考虑病机为脾肺气虚，下元不固为主，正如《金匮要略》所说"上虚不能制下"。治以健脾益气，敛肺缩尿。选用玉屏风散、牡蛎散加减。

炙黄芪、防风、白术健脾益气，固表敛汗；生牡蛎、白果、五味子、芡实、浮小麦敛肺缩尿；补骨脂、覆盆子、山药温补下元，固涩缩尿；黄芩清热，防止方中温性药物太过。

复诊记录 1　2011 年 3 月 19 日

药后尿床好转，每晚尿床 1～2 次，汗出减少，舌尖红，淡黄苔，脉弦细。

证治同前。

处方：生黄芪 15g，防风 6g，白术 10g，生牡蛎 20g，白果 6g，芡实 6g，补骨脂 10g，覆盆子 10g，浮小麦 10g，怀山药 10g，金樱子 10g，菟丝子 10g，山萸肉 10g。7 剂，水煎服，日 1 剂，早晚饭后半小时温服。

【继承人按语】

前方去炙黄芪、黄芩、五味子；加金樱子 10g，菟丝子 10g，山萸肉 10g，生黄芪 15g。

为加强敛肺缩尿之功，上方炙黄芪改为生黄芪。因尿床与肾虚关系密切，故加入菟丝子、金樱子、山萸肉以加强补肾缩尿之功。

复诊记录 2　2011 年 4 月 9 日

尿床偶有发生，大便较前成形，自汗好转，家长反映其比其他小朋友怕冷。舌尖红，淡黄苔，脉弦细。

证治同前。

处方：五味子 10g，生黄芪 15g，防风 6g，白术 10g，白果 6g，芡实 6g，补骨脂 10g，覆盆子 10g，浮小麦 15g，金樱子 10g，菟丝子 10g，山萸肉 10g，黄芩 6g，炮附片 6g，肉桂 6g。7 剂，水煎服，日 1 剂，早晚饭后半小时温服。

【继承人按语】

前方减去山药、生牡蛎、加入黄芩 6g，炮附片 6g，肉桂 6g，五味子 10g，浮小麦加量至 15g。

考虑患儿有肾阳不足下元不固的一面，故加入炮附片、肉桂温补下元；恐温补太过，故佐以黄芩；配伍五味子、浮小麦，一可敛汗固表，二可加强敛肺缩尿之功。

1. 中医所说的小儿尿床，西医称之为遗尿；中医所说的遗尿，西医称之为小便失禁。

2. 周老认为本病一般都是虚证。临床患者除尿床外，可无其他虚证的表现，但仅凭尿床一证，就能说明是虚证。

3. 周老认为临床小儿尿床常见两种证型，一是肾虚下元不固型，二是气虚脾肺气虚型。

肾虚下元不固型，主要病因为肾虚，尤其是肾阳不足所致。临床表现为长期尿床，小便清长，次数不多，怕冷，手足冷，面色黄白等。治以温补下元，固涩缩尿。

药用五子衍宗丸、右归丸加减；若小儿夜间叫不醒者，可加菖蒲、远志。

脾肺气虚型，主要病因为脾肺气虚，膀胱不约所致，即《金匮要略》所说"上虚不能制下"。临床表现为尿床时轻时重，小便短频，但无尿痛；憋不住尿，尿裤子；自汗等。治以益气固表，固涩敛肺。方用玉屏风散、牡蛎散加减。常用药物有：生黄芪、防风、白术、生牡蛎、白果、五味子、覆盆子、金樱子等。

4.有的书上认为小儿尿床有因下焦湿热所致者。周老根据多年临床认为，下焦湿热导致小儿尿床的情况几乎不存在，此观念属闭门造车。

老师评阅意见

尿床一证，亦为儿童时期多见。据我的经验，小儿尿床几乎均属虚证，以脾肺气虚、肾阳不足为主，罕有所谓下焦湿热所致。此例从临床表现看，兼有脾肺气虚及肾阳不足，故以益气固表、补益肾阳为法治疗而获效。此总结甚详，分析清楚。尤其能从本病的概念、性质、常见证型、治疗原则等方面叙述清楚，与我的观点相一致，甚好。

周耀庭

2011 年 4 月 20 日

虫　积

初诊记录　2010 年 1 月 22 日

王某，女，6 岁。

主诉：睡觉磨牙 2 年。

现病史：睡觉磨牙 2 年，甚则醒后亦磨牙。从小经常患病，反复感冒，容易发热、咳嗽等，1 个月左右患病 1 次。患儿平素喜食零食，经常脐周疼痛，大便偏干，量较多。一次食量较大，平时容易上火，大便不下则易发热，但喝梨水又会诱发腹痛。

舌象：舌质红，舌尖有红点，根部淡黄腻苔。

脉象：脉细滑略数。

既往史：无。

过敏史：无。

体格检查：身体瘦小，面色黄白，腹平软，肝脾不大。

中医诊断：虫积。

西医诊断：磨牙症。

辨证：宿有虫积，脾胃失调。

治法：消食祛虫，调中和胃。

用方：安蛔消积调中汤（周老自拟方）。

处方：藿香 10g，枳壳 6g，木香 6g，白芍 10g，黄芩 6g，黄连 3g，元胡 6g，乌梅 6g，川椒 6g，小茴香 6g，焦三仙 15g，槟榔 10g，砂仁 6g，荷叶 6g。7 剂，水煎服，日1剂，早中晚饭后半小时温服。

医嘱：饮食控制，少食生冷。

【继承人按语】

患儿身体瘦小，面色黄白，平素易感，是因脾胃失调所致。平素喜食零食冷饮，损伤脾胃，脾胃虚弱；一次食量过大，常致食积，积滞日久，则生内热，引起夜间磨牙。故本证为寒热错杂之证，所以患儿既容易上火，但喝梨水又会引起腹痛。周老认为6～8岁小学生极易感虫，面色黄白、舌尖有红点也是有虫的征象。检查患儿腹平软、肝脾不大，排除了急腹症之后，周老对该患儿诊断为：虫积。辨证为宿有虫积，脾胃失调。治以消食祛虫，调中和胃之法。选用周老自拟安蛔消积调中汤方。

方中藿香、枳壳理气醒脾；砂仁、荷叶调中开胃，再加焦四仙消食导滞。黄芩、黄连味苦清化滞热，川椒、小茴香味辛温中散寒，乌梅味酸安蛔止痛，三组药物配伍，正符柯韵伯所说"蛔得酸则静，得辛则伏，得苦则下"。木香、白芍、元胡理气和营止痛。诸药配伍，共奏温中散寒、清泄滞热、消食祛虫、调中和胃之功，则磨牙可轻，腹痛可愈，面色可改善，体质得以改善。

复诊记录1　2010年1月29日

上方1剂药后，患儿磨牙即止，服药期间腹痛未发，大便不干，日1行。

舌象：舌质红，根部淡黄腻苔。

脉象：脉细滑略数。

治法：证治同前。

用方：安蛔消积调中汤（周老自拟方）。

处方：藿香10g，枳壳6g，木香6g，白芍10g，黄芩6g，黄连3g，元胡6g，乌梅6g，川椒6g，小茴香6g，焦三仙15g，槟榔10g，砂仁6g，荷叶6g。7剂，水煎服，日1剂，早中晚饭后半小时温服。

医嘱：饮食控制，少食生冷。

【继承人按语】

患儿家长非常兴奋地告诉我们，以前曾服中药1个月，症状未见改善。此次药效非常显著，出乎他们的意料。感叹"不愧是国家级名老中医呀"！

效不更方，继服7剂，巩固疗效。

小儿夜间磨牙、虫积腹痛是儿科常见病，但使用一般驱虫药效果不好。周老经过多年研究，采取寒热并用，消积杀虫、安蛔止痛相结合的方法，每每取得良好效果。随老师侍诊一年半，周老采用这首经验方治愈了无数患儿，这种激动的场景在我面前一次一次上演，但是每次我都依然很感动。

该方主治：患儿平素纳食不香，常有绕脐疼痛，痛后如常人的表现，面色黄白，形体消瘦，或夜间磨牙，或面有虫斑，或喜咬指甲，或嗜异物，眼圈发黑，甲床发黑，大便数日 1 行。

但周老特别强调，临床使用本方时，一定要与其他腹痛，尤其是急腹症相鉴别，不可误诊。

周老治疗本病一般 6 ~ 8 周，1 个疗程。初期改善患儿腹痛症状，中期改善患儿食欲及面色问题。

常用加减化裁：

纳食不香者加焦四仙、炒白术、生谷麦芽（养胃）各 10g。上火，有口疮者减川椒或小茴香之温燥。口疮多为心脾热盛，须清心导热，常用导赤散治疗。周老常用《小儿药证直诀》的泻心导赤汤，组成为：生地黄、竹叶、木通、黄连、灯心、甘草。该方中加用黄连，清心泻火之力更专。故遇小儿心热口疮等症，周老主张用此方加减益佳。

便秘加郁李仁 15g，熟大黄 3 ~ 6g。大便稀溏加苍术 10g，白术 10g，茯苓 10g。花剥苔为炽热伤阴，胃阴虚的表现，加生地黄 10g，石斛 10g。鼻衄加荷叶 10g，白茅根 10g。烦急、夜卧不实、手足心热者，加连翘 10g，竹叶 10g。外感余邪未尽，加银花 10g，连翘 10g。恶心、呕吐，加陈皮 10g，竹茹 10g，法半夏 9g。驱虫加苦楝皮 10g，百部 10g，川楝子 9g，槟榔 10g。

老师评阅意见

　　小儿长期反复腹痛为儿科所常见，西医常诊断为肠痉挛。但从中医来看，符合"虫积腹痛"。运用温中散寒、安蛔止痛法治疗，每获良效。按此方之妙，在于源于《伤寒论》乌梅丸制方思想，即辛苦酸并用。正如古人所说"蛔得酸则静，得辛则伏，得苦则下"。李明老师对此总结较好地反映上述思维，尤其对于方药配伍能够密切结合中医文献记载，将经验理论化，并更为深刻地理解对此证的治疗原理，甚好。

周耀庭

2010 年 2 月 6 日